本书系国家卫生健康委医院管理研究所2024年消毒供应管理创新研究项目之重点项目"医院消毒供应中心建设模式构建研究"（XY2024015）的研究成果

消毒供应专业科普

# 无菌守护：
# 消毒供应中心探秘之旅

主审 ⊙ 李亚敏　李保华

主编 ⊙ 周　娟　黄晓毅　刘　华

U0332146

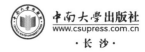

中南大学出版社
www.csupress.com.cn
·长沙·

图书在版编目（CIP）数据

无菌守护：消毒供应中心探秘之旅／周娟，黄晓毅，刘华主编. --长沙：中南大学出版社，2024.9.
ISBN 978-7-5487-6048-1

Ⅰ. R197.323；R187

中国国家版本馆 CIP 数据核字第 2024F8W432 号

## 无菌守护：消毒供应中心探秘之旅
**WUJUN SHOUHU：XIAODU GONGYING ZHONGXIN TANMI ZHILU**

周娟　黄晓毅　刘华　主编

| | |
|---|---|
| □出 版 人 | 林绵优 |
| □责任编辑 | 陈　娜　王雁芳 |
| □责任印制 | 李月腾 |
| □出版发行 | 中南大学出版社 |
| | 社址：长沙市麓山南路　　　　邮编：410083 |
| | 发行科电话：0731-88876770　　传真：0731-88710482 |
| □印　　装 | 湖南鑫成印刷有限公司 |

| | | | | | |
|---|---|---|---|---|---|
| □开　　本 | 710 mm×1000 mm 1/16 | □印张 14.75 | □字数 206 千字 |
| □互联网+图书 | 二维码内容　字数 21 千字　视频 138 分钟 |
| □版　　次 | 2024 年 9 月第 1 版 | □印次 2024 年 9 月第 1 次印刷 |
| □书　　号 | ISBN 978-7-5487-6048-1 |
| □定　　价 | 65.00 元 |

# 编委会

# 序言

Foreword

在医院里，每一个细节都关乎生命健康；而在众多不为人知的角落里，有一个特殊的科室，它虽不直接参与患者的诊疗过程，却扮演着不可替代的角色，这个部门就是消毒供应中心。它是医疗安全和感染控制的基石，是临床一线的坚强后盾和安全保障，默默守护着每一位患者的生命安全。有人甚至将其誉为医院的"心脏"与"肝脏"，凸显了其在医疗体系中的核心地位。

2016年，习近平总书记在"科技三会"上强调：科技创新与科学普及是实现创新发展的两翼，并应放在同等重要的位置。《健康中国行动（2019—2030年）》提出健康知识普及重大行动，鼓励卫生健康行业专家开展多形式、面向公众的健康科普活动。

近年来，虽然健康科普得到了广泛的推广和认可，但仍存在一些被忽视的知识领域，需要我们去填补空白，消毒供应相关知识便是其中亟须关注的重点之一。

我很欣慰地看到由湖南省消毒供应行业的专家们组织编写的这本《无菌守护：消毒供应中心探秘之旅》，它从科普的角度出发，将消毒供应中心的环境布局、工作流程、重点环节以及无菌包的正确识别与使用配合等娓娓道来。本书不仅面向其他专业的医务人员，为他们提供了宝贵的学习材料——"医路同行：初识消毒供应中心"，也为初入消毒供应中心的专业人员深入了解这一专业领域提供了深度解读——"一路同行：深入消毒供应中心"。这本书汇聚了"湖南消毒供应人"的心血和智慧，体现了他们对提高医疗服务质量及保障患者安全的不懈追求。

再次对编者表示祝贺与感谢，希望这本科普书的发行，不仅能够提升公众对于消毒供应领域的认知水平，在其他专科医务人员与消毒供应中心行业人员之间搭建起一座沟通与理解的桥梁，还能成为适合行业新人的通俗易懂且实用的科普工具书。

让我们一起走进消毒供应中心，来看看它不一样的精彩吧！

**第 28 届中华护理学会消毒供应专业委员会主任委员：李保华**
2024 年 9 月

# 前言

Preface

　　在医院庞大而复杂的体系中，每个临床科室和部门各司其职，共同为患者的健康护航。然而，其中还有一个不为人熟知的科室——消毒供应中心，在医院的日常运作中发挥着不可或缺的作用。

　　消毒供应中心是医院感染控制的重要堡垒。这里的工作人员被誉为"器械天使"，他们每天面对的不是患者，而是一件件冰冷的器械和物品，在他们的精心呵护下，这些器械和物品焕发出新的生机。他们肩负着对重复使用器械物品的清洗、消毒、灭菌以及无菌物品供应的重任，并对每一件发出的消毒和灭菌物品严格把关。正是因为有了他们的辛勤付出，我们的患者和医务人员才能安心使用这些医疗器械、器具和物品，他们为临床手术与治疗提供了有力保障。

　　医学的迅速发展和医疗技术的不断创新，对消毒供应专业也提出了更高的要求。达·芬奇手术机器人机械臂、结构复杂的精密贵重器械以及层出不穷的植入物等，都需要消毒供应专科护士具备更高的专业素养和技能水平。因此，加强专业人才的培养显得尤为重要。同时，我们也迫切需要打破外界对消毒供应中心的误解。它不仅仅是一个简单的洗洗涮涮的地方，更是一个充满专业性与责任感的专业领域。我们需要让更多的人了解这个专业，这是我们撰写这本书的初衷。

本书旨在揭开消毒供应这一领域的神秘面纱，带领大家走进一个看似简单、实则充满复杂性和专业性的世界。本书从科普的角度，针对不同的受众，采用通俗易懂的语言，辅以生动形象的漫画以及直观的演示视频，分两部分进行撰写。

第一篇为"医路同行：初识消毒供应中心"。主要讲述消毒供应中心与临床工作相关的专业知识，向其他专业的医务人员科普消毒供应中心的功能分区、防护要求、处理流程，包括器械从接收到清洗、消毒、灭菌，再到储存、发放，每一步骤都至关重要，需要严格遵守规范标准。同时，还探讨了临床科室在使用无菌包时应注意的细节问题，以及对消毒供应中心的一些常见误区，增进彼此的沟通与理解。

第二篇为"一路同行：深入消毒供应中心"。主要针对新入消毒供应中心的工作人员，深入浅出地对消毒供应中心的十大工作流程、常用设备与耗材的使用、各项监测等进行介绍，从专业的角度通过答疑解惑、温馨提示、趣味答题等多种方式帮助"行业新兵"更好地理解专业的操作流程及操作要领，更快地融入专业内开展工作。

我们希望通过这两部分的内容，不仅为专业人士提供参考和指导，也为广大公众普及相关知识，增强大家对消毒供应专业重要性的认识。

在编写本书过程中，尽管我们投入了大量的时间和精力来确保内容的准确性与科普趣味性，但由于编者水平有限，书中仍可能存在不妥之处，敬请广大读者和同仁批评指正，以帮助我们不断改进完善。

愿知识的光芒照亮前行的道路，愿每一个角落都充满洁净之光，让我们共同守护健康的家园！

编　者

2024 年 9 月

# 目录
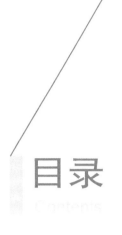

第一篇　医路同行：初识消毒供应中心

我们的主人公安心是医院消毒供应中心（central sterile supply department，CSSD）的护士长，她的工作是监督和管理整个科室的正常运转，以确保从科室发放的每一件消毒和灭菌的物品都符合医院和国家卫生行业标准的要求，这份工作充满责任与挑战。

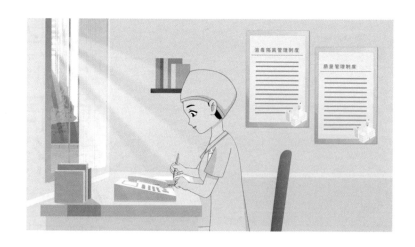

# 01

## 揭秘消毒与灭菌的微妙差异
——消毒与灭菌的概念及选用原则

【情景故事】

在一个普通的工作日下午，阳光透过办公室的窗户，洒在办公桌上的文件和电脑上，安心护士长正忙着安排和计划下个月即将开展的"世界灭菌科学日"开放日活动。就在这时，办公室的电话铃声突然响起，打断了她的工作。

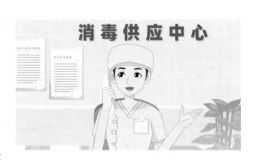

叮铃铃，叮铃铃，安心护士长接起电话。

"喂，您好！消毒供应中心。"她的声音温和而专业。

电话那头传来骨科 Q 博士的声音："安心护士长，您好！我是骨科 Q 博士，我们科 L 主任准备开展一项新技术，已经得到医院的批准，我们需要使用两套新的医疗器械，希望消毒供应中心能够帮助我们进行消毒处理，非常感谢你们的帮助哦。"Q 博士的声音透过电话线传来，充满了对新技术的自豪和对成功实施的期待。

安心护士长听到医院又有新技术开展很高兴："好的，Q 博士，恭喜 L 主任的新技术获得批准，我们非常支持临床开展新技术。不过，在处理医疗器械方面，我有几个问题需要和您确认一下。医疗器械属于侵入性操作器械，按照标准流程，我们需要对器械进行灭菌处理，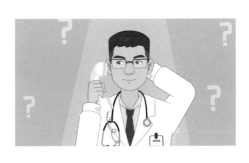

而不仅仅是消毒，消毒和灭菌在标准和作用机理上有着本质的区别。"

骨科 Q 博士有些疑惑地回应："哦？安心护士长，我们平时都习惯说'消毒'，是否请您解释一下消毒与灭菌有什么区别呢？"

**◀)) 【答疑解惑】**

消毒是指杀灭或清除人体皮肤、黏膜以及医疗器械与环境等载体上的微生物，使其达到无害化的处理过程。消毒的目标是减少病原微生物在环境中的存在，是一个相对的概念，它不一定能够完全消灭所有的微生物。灭菌则是杀灭或清除医疗器械、器具和物品上一切微生物(包括细菌芽孢)的处理过程，要求物品或器械达到无菌状态，无菌保障水平(SAL)达到 $10^{-6}$。

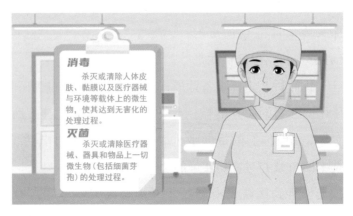

　　按照斯伯尔丁分类法，根据医疗器械污染后使用所致感染的风险及在患者使用时的消毒或灭菌要求，将医疗用品分为三类，即高度危险性物品、中度危险性物品和低度危险性物品。

　　各类医疗器械、器具和物品选择消毒、灭菌方法应遵循的原则如下：

　　一是根据医疗器械污染后所致感染的危害程度大小及使用时的消毒灭菌要求选择：①高度危险性物品，必须选用灭菌方法处理；②中度危险性物品，应选用达到中水平以上消毒效果的消毒方法；③低度危险性物品，可用低水平消毒方法，或只做一般的清洁处理即可，仅在特殊情况下，才做特殊的消毒要求。

　　二是根据物品上污染微生物的种类、数量和危害性选择：对存在较多有机物污染或微生物污染特别严重的物品进行消毒时，应加大消毒剂的使用剂量或延长消毒作用时间。

　　三是根据物品的性质选择：既要让消毒物品材质不被损坏，又要使消毒效果达到最优。耐湿、耐热的医疗器械、器具和物品的消毒方法首选湿热消毒，灭菌方法首选压力蒸汽灭菌。

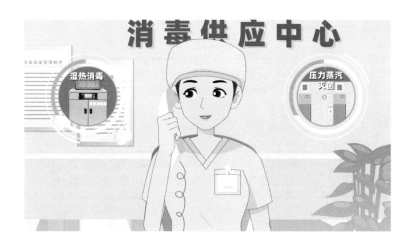

【温馨提示】

（1）常见的高度危险性物品：指进入人体无菌组织、器官、腔隙、脉管系统，或有无菌液体从中流过的物品，或接触破损皮肤、黏膜、组织的医疗器械、器具和物品。这些物品一旦被微生物污染，即具有高感染风险。如医疗器械、穿刺针、腹腔镜、活检钳、心脏导管、植入物等，应采用灭菌方法处理。

（2）常见的中度危险性物品：指与完整黏膜接触的医疗器械、器具和物品，不包括进入人体无菌组织、器官、腔隙、脉管系统和接触破损皮肤、破损黏膜的物品。这些物品一旦被微生物污染，将具有一定的感染风险。如消化道内镜、气管镜、喉镜、肛表、口表、呼吸机管道、麻醉机管道、压舌板、肛门直肠压力测量导管等，应采取达到中水平以上消毒效果的消毒方法。

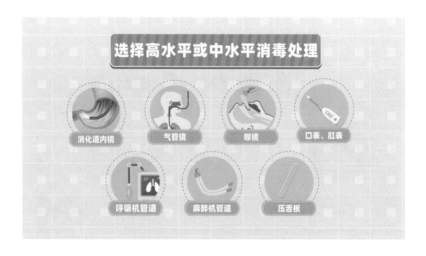

（3）常见的低度危险性物品：指只与完整皮肤接触的医疗器械、器具和物品，这些物品如果被微生物污染，感染风险较低，如听诊器、血压计

袖带、病床围栏、床头柜、床上用品，以及座椅和便器等，宜采用低水平消毒方法，或做清洁处理；遇到病原微生物污染时，针对所污染病原微生物的种类选择有效的消毒方法。

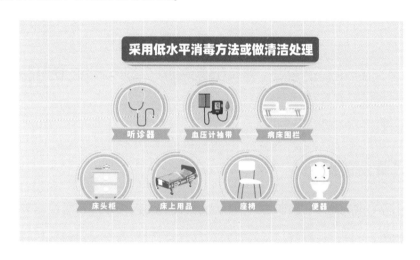

 【趣味答题】　　　　　　 【科普视频】

## 02

# 初来乍到，请"亮"身份
## ——首次接收的医疗器械、器具和物品须提供规范合格的使用说明书

**【情景故事】**

骨科 Q 博士听后随即说到，表示他们将要使用的医疗器械需要进行灭菌处理。

安心护士长确认后，接着说道："这套器械是我们科室首次处理的新器械，需要器械厂家提供给我们一份合格的清洗、消毒、灭菌说明书，我们需要根据说明书进行规范处理，以确保供应合格的无菌器械包。"

Q 博士心生疑惑，消毒供应中心是专门处理复用医疗器械的部门，为什么还要我拿出清洗、消毒、灭菌说明书？他有些不解地反问道："啊，还需要说明书吗？你们不是专业人员吗？"

**【答疑解惑】**

医院消毒供应中心是专业清洗、消毒与灭菌处理各类复用医疗器械、器具和物品的部门，每天要处理的医疗器械、器具和物品成千上万，而这些医疗器械、器具和物品的结构、材质与性能却大不相同，因此处理的要求与流程也就不一样。就像临床看诊的医生，面对不同的患者，即使症状类似，诊疗方案也不尽相同，医生需要根据每位患者的既往史、现病史、

体格检查及各项检验检查结果等，为患者制定个性化的诊疗方案。而消毒供应中心在接收新的医疗器械、器具和物品时，同样需要器械供应商或临床科室、设备科等提供一份规范合格的说明书，并根据说明书的要求进行首次验证，验证后进行规范的处置，在保障清洗、消毒、灭菌效果的同时，有效地保护医疗器械，延长其使用寿命。

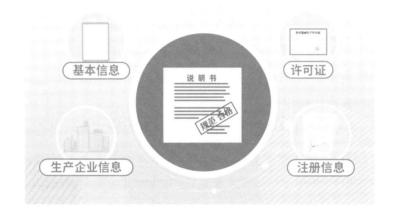

医疗器械、器具和物品的说明书是由医疗器械注册人或者备案人制定的，随产品提供给用户，能提供产品正确安装、调试、操作、使用、维护、保养等方面的相关信息，以确保安全使用和正确维护。消毒供应中心工作人员须按照说明书的要求，制定医疗器械、器具和物品的个性化清洗、消毒及灭菌的规范化流程。首先进行清洗，包括：进行正确预处理、回收分类、功能评估；选择合适的医用清洗剂及清洗方式（如机械清洗选择合适的清洗程序、超声清洗选择合适的频率和时间）；选择适宜的干燥温度和时间。其次根据其结构特点与分类进行功能检查和维护保养，同时根据说明书提供的装配图示和流程进行正确的配装，避免盲目安装导致器械损坏或不能正常使用。最后，严格按照说明书推荐的灭菌程序及灭菌参数等对其进行灭菌，确保处置过程规范、安全、有效。

【温馨提示】

（1）临床科室或医院设备管理部门在选择或购置医疗器材时，一定要向供应商索要医疗器械、器具和物品的使用说明书，对于有特殊清洗、消毒、灭菌要求的医疗器械、器具和物品应提前跟医院消毒供应中心工作人员进行对接，看是否具备处置此类医疗器械、器具和物品的能力与相应的设备设施。

（2）消毒供应中心在首次接收新的医疗器械、器具和物品时，应主动向临床科室索要说明书，特别是新的外来医疗器械和植入物应根据说明书要求进行首次接收测试。

（3）一份规范合格的复用医疗器械、器具和物品说明书应包含：名称、型号、规格，生产企业名称、地址、联系方式及售后服务单位，以及医疗器械注册证书编号、产品标准编号，器械的性能、主要结构、适用范围、安装和使用说明或图示、维护和保养方法、特殊储存条件与方法、使用相关警示事项等。明确可重复使用的处理过程，包括清洗、消毒、包装及灭菌方法，重复使用的次数或者其他限制等。

【趣味答题】　　　　　　　　　　【科普视频】

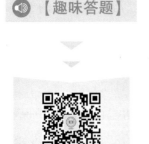
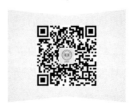

# 03

## 清洗有度，灭菌有方

——不同清洗和灭菌方式的选择

【情景故事】

"哦，我明白了，你们并非在推诿责任，而是为了确保更好的灭菌效果。"

安心护士长欣慰地笑了笑，继续说道："新器械到达科室后，我们会先看看如何将其拆卸到最小单位。拆卸也有技巧，也需要你们给我们培训一下，告诉我们需要特别注意的事项有哪些。"

Q博士听后稍感惊讶："有这么复杂吗？具体的组装和拆卸我还不是很清楚，我会跟主任和工程师沟通一下。我记得那套器械好像有不锈钢的，也有类似塑料的材质。谢谢您的提醒，我会好好留意的。"

安心护士长微笑着解释道："Q博士，如果器械材质不同，我们的清洗和灭菌方式也会不同。"

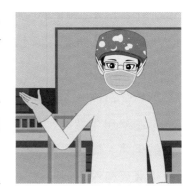

Q博士听后有些摸不着头脑："这么多讲究啊？太专业了，我得亲自来一趟向您请教才行。"

第二天，Q博士带着器械清洗、消毒、

灭菌说明书和需要处理的两套新技术医疗器械来到消毒供应中心，想与安心护士长进行面对面交流。

很不巧安心护士长在护理部开会，接到电话得知 Q 博士要来，她马上联系骨科器械组的静静组长接待他。静静组长和 Q 博士一起认真研读了说明书，并按照说明书指示将器械拆解至最小单位。随后，根据材质的不同，将拆分的器械分成两组，一组进行压力蒸汽灭菌，另一组进行环氧乙烷灭菌。

## 🔊 【答疑解惑】

清洗是指去除医疗器械、器具和物品上污物的全过程。清洗时需要将器械拆卸至最小单位，清洗流程包括冲洗、洗涤、漂洗和终末漂洗。清洗的方法主要分为机械清洗和手工清洗。机械清洗适用于大部分常规医疗器械，它借助于不同功能的清洗架，可完成不同形状金属、橡胶、塑料、玻璃、乳胶等材质的医疗器械的清洗消毒；手工清洗适用于精密、结构复杂、尖锐的医疗器械以及锈迹、有机物污染较重的医疗器械的预处理。清洗方法主要根据医疗器械的性质和污染程度进行选择。耐湿、耐热的医疗器械与物品首选机械清洗方法；不耐湿热的医疗器械、器具和物品采用手工清洗；手工预洗+超声清洗+机械清洗，这种组合清洗的效果最佳，一般用于污染较重的医疗器械。

灭菌的方法主要有压力蒸汽灭菌、干热灭菌和各种低温灭菌。压力蒸汽灭菌是应用最早、最环保、效果最可靠的灭菌方法，适用于耐湿、耐热的医疗器械、器具和物品的灭菌，不能用于油剂、粉剂的灭菌。干热灭菌主要用于玻璃、陶瓷等器具以及凡士林、油脂、石蜡和各种粉剂物品的灭菌。低温灭菌包括低温过氧化氢灭菌、环氧乙烷灭菌与低温蒸汽甲醛灭菌等。低温过氧化氢灭菌周期短，适用于不耐热、不耐湿的手术精密器械、内镜的灭菌，不能用于纺织品、纸制品、水剂、油剂和粉剂的灭菌。环氧乙烷灭菌适用于各类管道、电极线、内镜等物品的低温灭菌，不能用于食品、液体、油剂、粉剂等的灭菌。低温蒸汽甲醛灭菌适用于不耐热、不耐湿的精密器械的灭菌，不适用于聚碳酸酯类材质物品的灭菌。

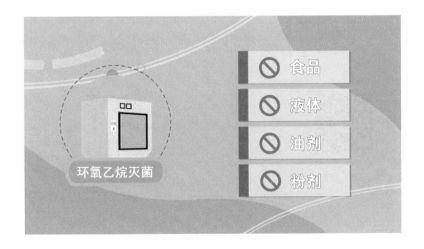

🔊 【温馨提示】

（1）临床科室应在医疗器械、器具和物品使用后及时做好预处理工作，将一次性医疗器械、器具和物品等及时废弃，这是因其结构和材质的缘故而无法进行有效的清洗和消毒，按照国家行业标准要求是严禁重复处理的。

（2）一些精密器械如眼科、口腔科等使用的医疗器械在清洗时应严格按照说明书要求选择合适的清洗方式，只能手工清洗的器械一定不能进清洗机清洗，可以机械清洗的器械也应选择相匹配的清洗程序，错误的清洗方式将导致器械的损坏和无效清洗。

(3)外科常用的动力工具、镜头等医疗器械一般选用手工清洗；而不同专科、不同品牌的软式内镜在清洗和灭菌时必须严格按照说明书要求进行测漏、清洗、消毒等，并根据其内腔孔径大小和长度选择最有效的低温灭菌方式，才能保障有效的清洗和灭菌，避免人为损坏。

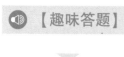

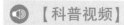

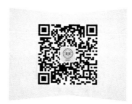

# 04

## 信息助力，一"码"当先
——消毒供应中心信息系统介绍

🔊【情景故事】

　　Q博士虚心接受护士们的建议，并和她们一起积极参与器械的拆卸和灭菌程序制定过程。"护士姐姐们，我们主任非常重视这两套器械，几乎是当成宝贝一样，我还一直担心出错，现在我放心了。"Q博士脱掉手套，环顾四周。就在此时，推着下收车的工作人员接连走进去污区，车上满载着从各科室回收的物品，车轮在地板上发出轻微的滚动声，伴随着交接单的翻动和交谈声，让去污区显得更加忙碌。每辆下收车上都堆满了待处理的器械包，工作人员迅速进行核对、清点，并与接收人员交接确认。车上的器械包被一一卸下，整齐地码放在指定区域，等待清洗消毒。空气中弥漫着清洁剂的气味，伴随着设备运转的低鸣，整个去污区的工作紧张而有序。Q博士心中忽然生出一丝不安："这一会儿时间就来了好几车回收的器械，你们要承接处理全院的器械，那这么多器械都在这里处理，不会搞混淆吗？"

　　静静组长察觉到Q博士的担忧，微笑着自豪地说道："现在我们实行的是信息化管理，每个手术包都有自己的身份编码，您的宝贝也不例外。我们用扫描枪一扫，数量、包内物品、处理流程，全部一目了然，甚至还有图片呢。"她转身指向电脑，拿出追溯条码给 Q 博士看。

🔊 【答疑解惑】

　　现代医院的信息化建设已逐步覆盖到各部门各科室，国家行业标准要求医院必须将消毒供应中心的信息化建设纳入医院的整体建设规划，采用数字化信息系统对消毒供应中心进行管理。

　　信息追溯系统是应用一维条码、二维条码、射频识别技术等，给予物品唯一产品序列号或条码，收集产品生产过程中各流程环节的关键数据，实现产品质量追溯。消毒供应中心的信息系统正是运用了扫码识别等技术，实现对无菌包的全流程信息化追溯管理。

　　消毒供应中心信息系统的基本功能包括管理功能和质量追溯功能。管理功能一般包括人员管理、物资管理、分析统计及质量控制功能等；质量追溯功能包括记录复用医疗器械、器具和物品再处理各环节的关键参数，包括回收、清洗、消毒、检查包装、灭菌、储存发放、使用等信息，实现信息化可追溯，且追溯信息至少保留 3 年。同时医院消毒供应中心信息系统也会与其他系统如医院信息系统、手术麻醉系统、物资管理系统等开放端口，实现数据与信息的互联互通。

　　已使用信息系统的消毒供应中心，给每一个无菌包的包外标签上都打印了唯一性编码，通过扫码枪扫码应用于各操作流程中，实时录入无菌包的信息或读取相关流程信息。通过扫描信息码可以看到此无菌包在处置过程中的操作者、操作流程、操作时间、操作内容、器械图谱等相关信息。使用无菌包的临床科室如手术室等，使用前也可通过扫码接收后与手术麻醉系统对接，与手术患者信息相关联，从而实现全链条的闭环追溯管理。

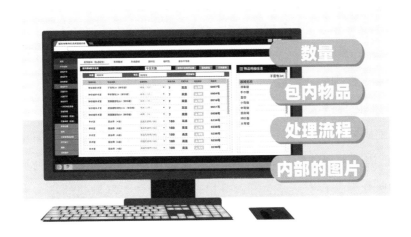

　　外来医疗器械与植入物的灭菌包与常规包不同的是：有些医院的包外标签上增加了所对应手术患者的姓名、住院号、手术日期、主刀医生、手术方式等信息，有些只会在标签上注明外科手术信息，但通过扫码可在系统内显示完整信息。同一台手术备用多个外来医疗器械包时，标签上也会体现分包数量，手术室护士可通过包外标签或扫描信息码更快捷地找到相应器械包。

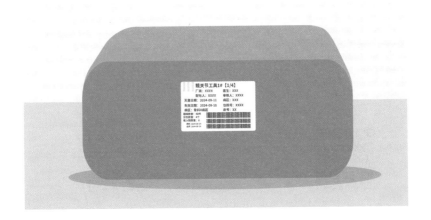

【温馨提示】

（1）临床科室在存储无菌包时要注意保持包外标签的洁净与干燥，标签上的唯一性编码不被磨损，防止使用时无法扫描识别编码信息。

（2）临床科室医生或护士在使用无菌包后，不要丢弃包外标签（即包的信息化编码），该标签须随污包回到消毒供应中心去污区进行扫码回收。

（3）当手术或治疗患者出现院内感染事件进行追溯时，如对患者使用的复用医疗器械存有疑虑，可通过扫码或手动录入器械包的唯一性编码，快速查询到该器械包的处置流程，核实清洗与灭菌监测结果，为临床提供相应信息依据与佐证材料。

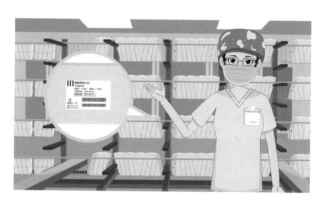

【趣味答题】

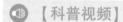

【科普视频】

# 05

# "外来"须安检，"测过"才安心
## ——外来医疗器械和植入物的首次接收测试

🔊 【情景故事】

Q博士拿着追溯条码看了看电脑，略显尴尬地挠了挠头："原来你们已经实现了全流程信息化管理啊，我有些多虑了。"这时，Q博士与静静组长告别后，想着去护士长办公室看看安心护士长回来了没有。走进中心内部，他发现消毒供应中心就像是一个迷宫，进来的门都找不到了。正当他不知所措时，恰好遇到了刚刚开完会回来的安心护士长。

"安心护士长，消毒供应中心内部的布局真是有点复杂，我都被绕晕了。"Q博士边说边迎上去。

安心护士长笑着回答："是啊，确实有点复杂。不过，下个月我们将举行消毒供应中心开放日活动，欢迎您过来参观，更深入地了解我们的工作流程和内部布局，以后再来就不会迷路了。"

"太好了，我一定会来参加的。"Q博士边说边从书包里取出一份资料，指着上面的图片说道："安心护士长，我想和您讨论一下。目前国际上引进了一种新型关节置换系统，需要使用一种配套的手术操作器械，就是这张图片上的器械。"

安心护士长接过资料仔细看了看，然后说道："Q博士，这张图片上的是植入物吧？这类新型的手术操作器械属于外来医疗器械。对于首次与医院签约的外来医疗器械和植入物，正式使用前我们需要对其进行首次接收测试，合格后才能使用。"

【答疑解惑】

很多外科手术需要在患者体内放置一些永久性或半永久性的植入物，比如骨科手术中用到的钢板、螺钉，神经外科手术中用到的动脉瘤夹、钛网等。植入物是指放置于外科手术操作造成或者生理存在的体腔中，留存时间为30天或以上的可植入性医疗器械。而外科医生在做这类手术时，通常需要用到一些配套的工具，这类工具为复用医疗器械，由植入物厂商租借给医院，一般不是固定在一家医院，而是在各家医院之间流转，满足不同医院同类手术的需求。

外来医疗器械与植入物因其器械归属的特殊性、使用流程的复杂性、单一器械的不可替代性、器械结构的独特性以及植入性器械处置的高标准，是消毒供应中心最难管理也是处置要求最高的一类器械。因此国家行业标准和相关指南明确要求，消毒供应中心在接收新的外来医疗器械和植入物时，应进行首次接收测试，测试通过后对各项运行参数进行建档存档，并规范各环节的操作流程。

首次接收测试又称首次验证，是指外来医疗器械与植入物首次在医院临床手术使用之前，消毒供应中心遵循器械说明书提供清洗、消毒、包装、灭菌方法和参数，进行清洗、灭菌有效性测试及湿包检查。这些测试包括清洗效果监测，以及灭菌效果的物理、化学和生物监测。只有通过灭菌有效性测试的外来医疗器械及植入物才能用于外科手术，以确保这类手术的器械安全与患者安全。

**【温馨提示】**

（1）首次接收的外来医疗器械与植入物须经医院器械管理相关部门审核批准，按照医院正常采购流程，确定属于可在医院使用的器械品牌与种类，才能送消毒供应中心进行清洗、消毒、灭菌。

（2）外科手术如需使用新的外来医疗器械及植入物，必须在计划开展手术前48~72小时，将器械、植入物及说明书送至消毒供应中心，留出足够时间进行首次接收测试，避免影响正常手术开展。

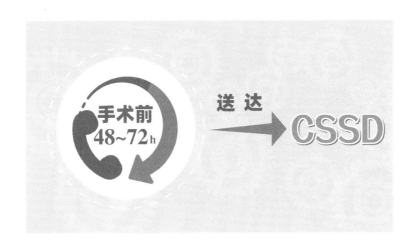

（3）器械供应商应提供合格规范的说明书给消毒供应中心，如根据说明书要求进行首次接收测试而结果不合格时，须及时查找原因，并联合供应商、采购部门、使用科室、手术室等共同协商，根据实际情况调整参数，直至测试合格才能正常使用。

（4）器械供应商及手术科室应根据外来医疗器械与植入物的结构、种类、数量等配备符合清洗、消毒与灭菌要求的器械盒，以及详细的器械清单，并与消毒供应中心工作人员共同清点核查器械。

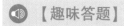

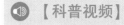

# 06

## 急诊速行，质控如常
### ——急诊医疗器械处置的规范流程与时长

【情景故事】

Q 博士表示理解，他知道这样做都是为了患者的医疗安全。在这次合作过程中，双方相互学习、相互尊重，建立起了紧密的合作关系，彼此间的专业认可也在交流中逐渐加深。

这天，下午 3 时，雨水像倾盆而下的瀑布一样猛烈地打在医院的玻璃窗上，发出嘈杂的声响。窗外的世界被浓密的雨雾笼罩，天空灰蒙蒙的。Q 博士刚刚完成了一台小儿骨肿瘤手术，回到病房开始记录手术过程。突然，护士站传来了一阵熙熙攘攘的声音。

---

病例资料：

患者，男，23 岁。骑摩托车摔伤致左大腿疼痛、出血 4 小时入院。查体：体温 36.5℃，脉搏 96 次/min，呼吸 23 次/min，血压 110/75 mmHg，左大腿肿胀畸形，大腿中段前外侧可见一约 2 cm 长的伤口，活动性出血，左大腿中段压痛，有反常活动，左髋、膝关节因疼痛拒动，足、踝活动可，肢端感觉血运可。X 线检查显示左股骨干骨折。

---

"值班医生，请速来接诊急诊患者。"

"哎哟，哎哟……"

"16 床已经准备好了，请赶快把患者抬上去。"

"……"

这些匆忙的声音在病房走廊里回荡，医护人员迅速行动起来……

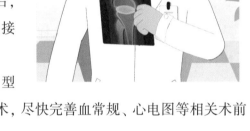

在医生办公室里，穿着绿色手术衣的刚下手术台的骨科 L 主任披着一件白大褂，整个人显得既有威严又不失温和。此刻，他的身体微微向前倾斜，专注地凝视着阅片机上的 X 线片。在短暂的沉思之后，他转过身来，向本组医生们交代接下来的工作。

"这个患者考虑是 Gustilo Ⅱ 型开放性股骨干骨折，需要急诊手术，尽快完善血常规、心电图等相关术前检查。"

"Z 医生，你负责安排手术，发送手术通知，联系手术室和麻醉科做好准备，尽快开台。"然后他转头对 Q 博士说，"你去和消毒供应中心协调髓内钉器械的灭菌问题，这是手术台上一定会用到的东西。"

"收到!"医生们收到指示，快速而有序地忙碌起来，有的开术前医嘱、有的打印化验单、有的整理材料……Q 博士急匆匆地找到安心护士长："安心护士长，我们需要请您帮忙。我们科室今天收治了一名开放性股骨干骨折的患者，马上要做急诊手术，需要使用一套外来医疗器械和植入物，是通过首次接收测试了的，您能帮我们紧急灭菌处理吗?"

安心护士长闻言，立刻表示："好的，Q 博士，我们有应急处理流程。"

🔊 【答疑解惑】

　　急诊医疗器械与普通医疗器械的处理流程一样，也需要经过规范的处置流程，如回收、清点分类、手工清洗、机械清洗、消毒干燥、检查保养、包装、灭菌、发放等。在遇到急诊手术时，手术室一般会有常规备用器械，但也有基数少的精密贵重器械、外来医疗器械或特殊器械等需要紧急灭菌的情况，这些需要急用的器械，消毒供应中心应该优先安排处理，但绝不能因为情况紧急就减少或压缩清洗、消毒或灭菌处置时间与流程。任何环节的简化都有可能影响器械清洗与灭菌效果的有效性，而灭菌不合格的医疗器械不仅无法发放，手术医生更无法使用，将进一步影响急诊手术的开展。消毒供应中心处置急诊医疗器械的绿色通道应该是各个环节各个岗位全力以赴处理同一套器械，大部分时候清洗与灭菌设备需要单独运行程序，不计成本为处置急诊医疗器械高效运转，在保障质量的同时加快工作流程。且一般急诊医疗器械多为精密医疗器械或外来医疗器械，器械结构复杂或为唯一性器械，对清洗、消毒与灭菌要求高，因此消毒供应中心更应谨慎处理，确保医疗器械的无菌水平，保障急诊手术顺利进行。

　　急诊医疗器械处理流程及时间如下表所示，一套急诊医疗器械最快的处理时间为3~4小时。如果急诊手术中使用含植入物的相关医疗器械，还需要进行灭菌后生物监测，所需要的时间相对增加，因此临床科室和手术室应在确定患者需要进行急诊手术治疗的第一时间通知消毒供应中心对所需的器械进行紧急处理，以确保有足够的时间规范、高效地处理急诊医疗器械。

**急诊医疗器械处理流程时间表**

| 序号 | 工作流程 | 最短时间 | 备注 |
|------|----------|----------|------|
| 1 | 回收 | 5~10 分钟 | |
| 2 | 清点分类 | 5 分钟 | |
| 3 | 手工预清洗 | 10~15 分钟 | |
| 4 | 机械清洗、消毒干燥 | 45~60 分钟 | |
| 5 | 检查保养 | 5~10 分钟 | |
| 6 | 包装 | 5 分钟 | |
| 7 | 灭菌 | 80~90 分钟 | 外来医疗器械至少需多干燥 20 分钟 |
| 8 | 生物监测 | 15~30 分钟 | 植入物每批次做生物监测 |
| 9 | 发放 | 5 分钟 | |
| 10 | 下送 | 5~10 分钟 | |
| | 合计 | 3~4 小时 | |

🔊 【温馨提示】

（1）紧急情况下，急诊医疗器械如果有植入物需要进行灭菌时，可使用含第 5 类化学指示物的生物灭菌过程验证装置（process challenge device，PCD）进行监测，化学指示物合格可以提前放行，不耽误手术开台，待生物监测结果出来后再及时通报临床科室。

（2）含植入物的急诊医疗器械如已经提前放行，但之后生物监测结果为阳性，应立即启动应急预案，消毒供应中心及时将监测结果反馈给手术中心、医院感染控制中心、护理部等相关科室和部门，立即查找原因，判断真假阳性，紧急情况下应以抢救患者生命为第一要务，并密切关注患者是否有术后感染等相关症状。

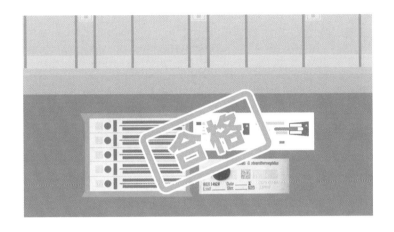

【趣味答题】　　　　【科普视频】

07

# 紧急时刻，速效救援
## ——正确规范使用快速灭菌程序

🔊 【情景故事】

"算算需要 3 个多小时的准备时间，每一步都不能少啊!"Q 博士心急如焚，赶紧向 L 主任汇报。

"确保手术安全至关重要，必须遵守。同时，患者也需要完善相关术前检查，通知手术中心 4 小时后开台。"L 主任严肃地回答。

随着黄昏的临近，4 小时的准备时间已经过去，术前准备已全部到位，手术正式开始。手术医生和手术护士严阵以待。麻醉、消毒、铺巾……手术台上，主刀的 L 主任眉头微蹙，动作稳健，医生们目光集中、动作娴熟，与 L 主任配合默契。

然而，就在这时，洗手护士传递医疗器械给 Q 博士时，Q 博士手一滑没接稳，只听到"咣"的一声，传递的医疗器械掉落在地上。Q 博士和洗手护士吓了一跳，不知所措地望向主刀的 L 主任。

L 主任沉着地说："这把器械我们等会要用到，请巡回护士紧急解决。"巡回护士见状迅速拿着掉落的医疗器械离开手术间进行处理，手术继续。半小时后，巡回护士端着重新灭菌过的医疗器械回到手术间，将其放回到手术台上。

Q博士这才松了口气，感激地看着巡回护士说道："巡回老师，谢谢您啦，我以为又要等4个小时，吓死我啦！"巡回护士看着Q博士打趣地说道："你这小子，看着人高马大，上了手术台怎么这么胆小，器械都接不稳，下次要小心点，我用的是快速灭菌法，不用这么久的。"

**◉【答疑解惑】**

快速压力蒸汽灭菌包括下排气、正压排气和预排气压力蒸汽灭菌。其灭菌参数（如时间和温度）由灭菌器性质、灭菌物品材料性质（带孔或不带孔）、是否裸露而定，具体操作方法须遵循灭菌器生产厂家的使用说明或指导手册。手术室常用的快速灭菌器一般为卡式蒸汽灭菌器，工作原理是以电加热产生的饱和蒸汽作为灭菌介质，灭菌室为卡匣式结构，容积不大于10升且灭菌后可整体取出卡匣。

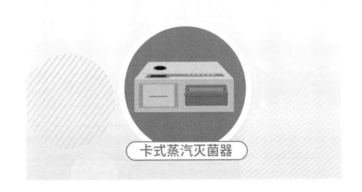

卡式蒸汽灭菌器

快速灭菌程序只可在应急情况下使用，不应作为医疗器械、物品的常规灭菌程序，也不适用于植入物，一般只适用于需要紧急使用的裸露医疗器械。如手术中突然掉落的医疗器械，在清洗干净后使用卡式盒或专用灭菌容器盛放进行快速灭菌。快速灭菌的医疗器械不需要包装，可以进行裸露灭菌，卡式盒既可以作为灭菌舱体，也可以作为运输装载工具，保证运输过程不被污染。灭菌过程不需要彻底干燥，因此速度快，最快的灭菌程序仅需6分钟。灭菌设备体积小，自带蒸汽发生器，无须外接蒸汽管道和蒸汽源，手术室日常使用的蒸馏水和灭菌注射用水即可作为水源。卡式蒸汽灭菌器对操作者的要求低，不需要持有特种设备作业人员证，手术室护士即可操作。

【温馨提示】

（1）快速灭菌后的医疗器械应尽快使用，通常不应储存。为了确保灭菌效果和减少环境暴露对器械无菌状态的影响，应在灭菌后4小时内使用。

（2）操作者使用卡式蒸汽灭菌器时应关注灭菌程序运行状态，出现运行异常或报警时应及时处理，程序运行失败的器械不可使用。关注蒸汽水源的质量，防止水质受到污染，定期更换蒸汽水源。

（3）关于快速灭菌后的医疗器械的使用距离没有明确的规定，但通常建议尽量在手术室或灭菌中心附近使用，以减少医疗器械在运输过程中受到污染的风险。

（4）快速灭菌器应定期进行维护和校准，以确保其在最佳状态下运行。所有维护和校准记录应妥善保存，以备审查。

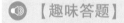 【趣味答题】

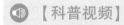 【科普视频】

# 08

# 探寻科学灭菌，携手共赢发展
## ——"世界灭菌科学日"介绍

🔊 【情景故事】

　　这台手术一切顺利，患者安好，即将送去麻醉复苏室。医务人员紧张有序地进行着他们的工作，有的清理器械，有的整理材料，有的照看患者，有的记录手术过程……每个人都专注于自己的任务，以确保患者安全。这时，L 主任双手叉腰，转了转有些僵硬的老腰，对大家说："手术很顺利，大家辛苦了。"接着，他对 Q 博士和洗手护士说："这臭小子给你们添麻烦了，罚他帮你干活。"洗手护士苦笑了一下，继续擦拭手中的医疗器械，进行器械的预处理环节。Q 博士也察觉到她的不悦情绪，走过去安慰道："手术一切顺利，是我不好，没有抓稳，你不要难过，我请你吃雪糕吧。"洗手护士听后扑哧一笑，说道："以后我传递器械时要确定你们拿稳了再松手。雪糕就不吃了，估计你回去也少不了挨批评。"Q 博士笑了笑，无奈地耸了耸肩，帮助洗手护士做好最后的器械预处理工作。处理完这一切，又是一个深夜，Q 博士拖着疲惫的身体走在回家的路上，雨过天晴的夜色显得格外的清爽。

"世界灭菌科学日"开放日活动

　　医院灭菌科学世界联盟（World Federation for Hospital Sterilisation Sciences，WFHSS)将每年的 4 月 10 日设定为"世界灭菌科学日"，这天全球的消毒供应中心都被倡导对外开放。安心护士长特此邀请来自各临床科室的医护人员走进消毒供应中心进行参观。这是一个了解消毒供应中心工作流程、进行工作交流的绝佳机会。

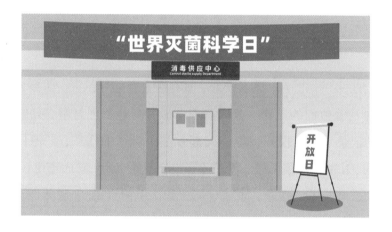

🔊【答疑解惑】

　　WFHSS 总部位于瑞士卢森恩，该协会旨在促进各个国家和地区消毒供应专业的合作交流和信息共享，并将每年的 4 月 10 日设定为"世界灭菌科学日"，呼吁各界关注复用医疗器械、器具和物品的消毒供应，确保医疗安全，并号召全球的医院消毒供应中心在这一天对外开放，宣传器械再处理的全过程以及相关灭菌科学知识，提高无菌物品供应与使用的安全性和有效性。自 2017 年首届"世界灭菌科学日"设立以来，到 2024 年 4 月 10 日，我们已经度过了八个"世界灭菌科学日"。

这些年全球各医院消毒供应中心的专业人员充分利用"世界灭菌科学日"开放活动，进行宣传与推广，邀请院内其他专科的医务人员、职能部门管理者、患者及其亲属等走进消毒供应中心，了解这个具有神秘色彩的"无菌物品生产车间"。通过参观各个区域的工作环境、观摩操作流程等，了解复用医疗器械如何在消毒供应中心完成从污染到无菌的"完美蜕变"——污染器械经规范化处理后重获"新生"的全过程。并同步开展丰富多彩的趣味性互动交流活动，为参观者答疑解惑，不断增进彼此的理解与信任，进一步促进工作的良性沟通。"世界灭菌科学日"使消毒供应人越来越受到医疗同行和社会各界人士的关注。

### 🔊【温馨提示】

(1)消毒供应中心在做开放日活动前会提前开始准备工作，制作宣传海报，确定参观人员，针对参观者选定活动主题和方向，以确保活动能顺利进行并有成效。

(2)临床医务人员或管理者如有意参加开放日活动，应关注消毒供应中心的宣传事项，提前安排好自身工作，按时参加活动。特别是想深入了解消毒供应中心的人员，应提前做好攻略，有备无患。

(3)参观者进入工作区域参观前应按要求规范着装，如进入污染区应做好个人防护，根据工作人员指引进入区域，不能随意更改参观路线或擅自闯入非参观区域，影响正常工作的开展。

(4)活动结束后一般会进行问卷调查，了解参观者通过活动是否有收获、疑虑等，并对消毒供应工作提出宝贵建议，以期更好地服务临床，服务患者。

# 09

## "养老乐园"的前世今生
### ——消毒供应中心的发展历程

🔊 【情景故事】

　　4月10日，清晨的阳光透过窗户洒在消毒供应中心的走廊上，一片宁静而祥和的氛围中，安心护士长早早来到中心开始了开放日的准备工作。她戴着一顶蓝色的工作帽，穿着整洁的工作服，手拿工作本，巡视着每个区域，仔细检查着每一处细节。工作人员精神饱满地在各自的岗位上，等待着即将到来参观的老师们。安心护士长走过每个工作组，与他们沟通细节，确保每个环节都无懈可击。迎宾组整齐列队，在通道口迎接嘉宾，后勤保卫组忙碌地准备物资，模特组则在展示区摆弄着展示服装。消毒供应中心的每个人都尽心尽力地为开放日活动的顺利进行用心准备着。安心护士长一边与每个工作组落实工作，一边不停地给予肯定和鼓励，让大家充满信心地迎接即将到来的活动。

　　随着时间的推移，参观的老师们陆续到场，他们穿着整洁的白大褂，脸上洋溢着微笑，眼中充满着好奇和期待。迎宾组的工作人员热情地迎接每一位到场的嘉宾，微笑着询问他们的姓名并进行登记后，递给每位参观者一次性鞋套，细心地协助他们穿上，引导他们进入工作人员通道，步入会议室。

步入会议室，老师们的目光不约而同地投向了会议室墙上挂着的主题标语："科学灭菌，携手共赢"。他们不禁心生期待，对今天的参观活动充满了好奇。安心护士长站在讲台上，她自信而亲切的微笑里洋溢着热情与专业。话筒中传出她清晰而有力的欢迎词。安心护士长还制作了精美的PPT课件来为大家演示消毒供应中心的工作内容和重要性，引领着参观的老师们融入今天的活动中。

突然，PPT画风转变，从彩色渐变为黑白老照片，仿佛时光倒流，把大家一下子拉回到过去。安心护士长注视着屏幕上那些年代久远的照片，用温柔而坚定的声音继续讲述着消毒供应中心的历史，回顾着那段艰辛的岁月。参观的老师们也仿佛穿越了时空，跟随着照片上的画面，感受着过去的风景和故事。

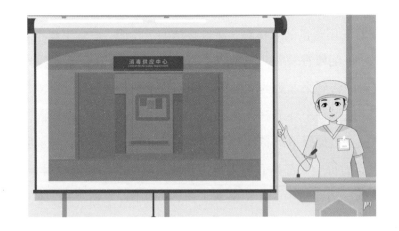

🔊 【答疑解惑】

在医院，很多人对消毒供应中心的认识还停留在很多年前对于"供应室"的老旧印象里，普遍认为它是医院的"养老乐园"，是一个没有晚夜班轮值、没有技术含量的洗洗涮涮的科室，是很多护士向往的"养老之地"。

但随着现代医学的进步，各类诊疗新技术新项目迅猛开展，各种先进设备仪器、高精尖的复用医疗器械大量使用，对清洗、消毒、灭菌的要求逐步多样化和精细化，对消毒供应中心工作人员的专业素养要求也与日俱增。消毒供应中心已逐步走向规范化、专业化、科学化，它是手术室和临床科室的"大后方"，需要 24 小时值守来满足全院所有复用医疗器械的周转使用需求，也是医院感染控制的重要部门。

我国医院消毒供应中心的历史可追溯到 20 世纪，发展历程分为 4 个阶段。

（1）起步阶段：20 世纪 50 年代至 60 年代，我国的医疗机构没有设置独立的消毒供应部门，医用敷料依靠护理人员亲自动手制作，对于复用医疗器械、器具和物品仅以简单清洗和蒸煮的方式进行处理。

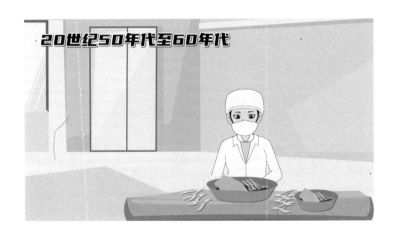

（2）逐步规范阶段：20 世纪 80 年代的消毒供应室，主要负责常用诊疗用品如玻璃注射器、针头、输液（血）器、导尿包等复用医疗器械的处理，同时承担纱布、棉签等敷料的制作及供应工作。而医疗器械由手术室和各临床科室自行清洗包装，消毒供应室只承担灭菌工作。1988 年卫生部发布了《医院消毒供应室验收标准（试行）》，为消毒供应中心的管理和建设提供了重要规范。

（3）从分散管理到集中管理阶段：2009年，卫生部颁布了有关消毒供应中心管理的卫生行业标准：《医院消毒供应中心 第1部分：管理规范》（WS 310.1—2009）、《医院消毒供应中心 第2部分：清洗消毒及灭菌技术操作规范》（WS 310.2—2009）、《医院消毒供应中心 第3部分：清洗消毒及灭菌效果监测标准》（WS 310.3—2009）。这3项标准的实施，推动了消毒供应中心的快速发展。2016年这一系列标准得以修订。消毒供应管理也从分散到集中，各项技术更趋向标准化、规范化和专业化，保持着与医疗技术水平同步的发展趋势。

（4）科学化与智能化阶段：随着我国科技的飞速发展，现阶段很多大型三级医院建立了拥有机器人转运、装卸载及包装的智慧化消毒供应中心，采用全信息化流程对大型设备设施进行智能化管理与操作，在节能控耗、循环用水等环保领域也有重大突破，消毒供应中心逐步进入优智能、高效率、精质量的新时代。

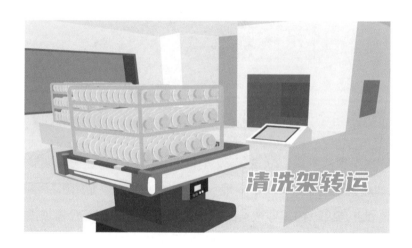
清洗架转运

【温馨提示】

（1）我国消毒供应中心的发展经历了从简单纯手工操作到机械化、规范化，再到智能化的转变，是不断迭代与完善的过程，凝聚了消毒供应人的心血和汗水，让无菌物品的供应与管理更科学更高效。

（2）消毒供应中心可以通过开放日等活动与临床科室建立更多的连接与沟通，并每月深入临床科室开展满意度调查，定期召开联席会议与质量安全分析会，增进双方的理解与信任，为临床提供高效、优质的服务。

（3）各临床科室与职能管理部门应转变观念，积极支持和配合消毒供应中心的工作，对于器械预处理、无菌物品的规范储存和合理使用均严格遵循标准规范执行，共同建立和维持友善和谐的合作关系，为守护患者健康共同努力。

【趣味答题】

【科普视频】

# 10

# 洁污分流，通行规范
## ——消毒供应中心的四区四通道

◉ 【情景故事】

　　安心护士长正在台上专心解说着，吸引了所有人的注意力。大门外Q博士匆匆赶到，迎宾组的小白护士立即迎上前去，递上一次性鞋套。Q博士接过鞋套，嘴里喃喃自语着："上次送器械明明是另一个通道，今天怎么又有一个通道，迟到了！"小白护士调皮地小声回应道："你下次还会迟到的。"Q博士转头做了个鬼脸，穿上鞋套，小心翼翼地怕影响到其他人，顺着会议室的墙边溜了进去。这时，安心护士长站在台上，指着PPT上的消毒供应中心平面图，向参观者们解释道："大家都觉得消毒供应中心很神秘，那是因为按照医院感染管理的要求，物品和人员都需要做到不交叉、不逆流，这让我们有了神秘的四区四通道。"

◉ 【答疑解惑】

　　消毒供应中心的建筑布局按照国家行业标准要求应遵循医院感染预防与控制原则，遵守国家法律法规对医院建筑和职业防护的相关要求，并进行充分论证，确保清洗消毒灭菌过程的安全性与规范性。

　　"四区"是指去污区、检查包装及灭菌区（含独立的敷料制备或包装区）、无菌物品存放区和辅助区，其中前三个区域为工作区域。去污区是对复用医疗器械、器具和物品进行回收、分类、清洗、消毒与干燥(包括运送器具的清洗消毒等)的区域，为污染区域；检查包装及灭菌区是对去污后的医疗器械、器具和物品进行检查、装配、包装及灭菌(包括敷料制作等)的区域，为清洁区域；无菌物品存放区是消毒供应中心内存放、保管、发放无菌物品的区域，为清洁区域。辅助区包括工作人员更衣室、值班室、办公室、休息室、卫生间等。

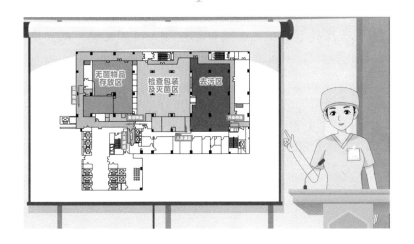

"四通道"是指分别转运污染物品、清洁物品、无菌物品的通道以及人员通道。污染物品通道是专门用于转运回收污染医疗器械、器具和物品以及转移医疗废物和污染物的通道；清洁物品通道是用于接收清洁物品如包装材料、敷料等，以及发放高水平消毒后医疗器械、器具和物品的通道；无菌物品通道是指用于转运灭菌合格的无菌包到使用科室的通道；人员通道是指工作人员进入和离开消毒供应中心的专用通道，应避免跟物流通道混用，减少交叉污染。

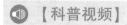

**【温馨提示】**

（1）消毒供应中心各工作区域的划分须遵循物品由污到洁，不交叉、不逆流的原则；空气流向须由洁到污，去污区保持相对负压；各工作区域的温度和湿度须符合国家行业标准要求。

（2）各区域划分不应只是界定范围，还应有实际屏障，区域之间须设置物品传递窗，各工作区域还应分别设置人员出入缓冲间，用于工作人员洗手和更换防护用品等。

（3）其他临床科室医护人员或行政管理人员如需进入消毒供应中心参观、交流或督导，须严格遵守医院感染控制要求，进入辅助区域须换鞋或穿鞋套，进入工作区域须按区域要求做好防护。

**【趣味答题】**

**【科普视频】**

# 11

## 规范由心，专业至行
### ——消毒供应中心十大工作流程

【情景故事】

安心护士长边解说边望向 Q 博士，Q 博士恍然大悟，对消毒供应中心的神秘有了更深的理解。

随着讲解的深入，安心护士长把 PPT 翻到下一页，开始介绍消毒供应中心的工作流程。她简洁扼要地描述了使用过的医疗器械如何进行清洗、消毒、包装等一系列流程。在场的观众们目不转睛地聆听着，时不时露出惊讶和钦佩的表情，第一次发现这个看似神秘的过程原来如此精密又专业。之后，他们又展开了热烈的讨论，分享着自己的观点和体会。

"哇，清洗的过程原来是这样的，真是不简单啊！"

"原来处理器械也有这么多的流程，这也不比做手术的流程少呀！"

"包装的要求真是严格，看来我们在使用时要多留意这些地方。"

"……"

安心护士长微笑着听着大家的评论，随后补充道："如果把使用医疗器械的你们比喻成战士，那你们手中的器械就是兵器，我们消毒供应中心就是兵器库。我们将竭尽所能，对你们的兵器负责，确保它们都焕发出新的光彩，让你们可以安心地投入医疗工作中，请大家放心把你们的兵器交给我们。"她的话语充满了自信，赢得了在场人员的一致肯定和信任。

🔊【答疑解惑】

消毒供应中心的"十大"工作流程是指复用医疗器械、器具和物品的回收→分类→清洗→消毒→干燥→检查与保养→包装→灭菌→储存→无菌物品发放，整个流程环环相扣、缺一不可，对操作人员有严格的操作要求和规范的操作标准。

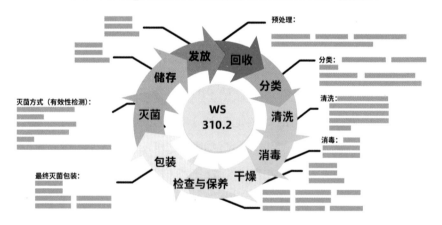

第一步：回收。消毒供应中心的工作人员采用封闭方式将全院各科室复用医疗器械、器具和物品进行集中回收，再运回去污区进行处理。

第二步：分类。对回收后的已污染的医疗器械、器具和物品进行清点、核查，根据其材质、精密度和污染程度进行分类处理。

第三步：清洗。指使用医用清洗剂、清洗工具和清洗设备，去除医疗器械、器具和物品上污物的过程，包括冲洗、洗涤、漂洗和终末漂洗。一般使用手工清洗和机械清洗相结合的清洗方式。

第四步：消毒。清洗后的医疗器械、器具和物品需要进行消毒处理，消毒方法包括湿热消毒、75%乙醇消毒、酸性氧化电位水或其他消毒剂消毒。

第五步：干燥。指将清洗消毒之后的医疗器械、器具和物品上的水分彻底去除的过程。首选医用干燥设备进行干燥，不耐热的物品使用低纤维絮布擦拭干燥，管腔医疗器械使用压力气枪或95%乙醇进行干燥。

第六步：检查与保养。在检查包装区，工作人员通常采用目测或使用带光源放大镜对医疗器械、器具和物品进行洁净度、功能、完整性等的检查，使用水溶性医用润滑剂进行保养，对清洗不合格的医疗器械、器具和物品需返回去污区重新处理。

第七步：包装。指对医疗器械、器具和物品进行正确配装后，包内放置化学指示卡，再选用合适的包装材料（如棉布、无纺布、纸塑袋、皱纹纸等）对其进行规范包装、封包、贴包外标识的过程。包外标识须注明物品名称、包装者、灭菌日期、失效日期等相关信息，并具有可追溯性。

第八步：灭菌。灭菌是最重要且最为关键的一步，须根据医疗器械、器具和物品材质、使用周转需求等选择合适的灭菌方式。常用的灭菌方式包括压力蒸汽灭菌、过氧化氢低温等离子体灭菌、环氧乙烷灭菌、低温蒸汽甲醛灭菌、干热灭菌等。

第九步：储存。灭菌后监测合格的无菌包暂时存放在无菌物品存放区，等待临床科室需要时再发放。储存环境须清洁、干燥，温度、湿度符合要求，确保无菌包不被污染。

第十步：发放。工作人员根据临床科室需求及时发放合格的无菌包，并由专门负责转运的人员使用专用的密闭转运车将无菌包运送至临床科室。有条件的医院还会使用物流传送带直接传送至使用科室。

【温馨提示】

（1）根据国家行业标准要求，消毒供应中心应采取集中管理的方式，对医院所有需要消毒或灭菌后使用的复用医疗器械、器具和物品进行回收、清洗、消毒、灭菌和供应。

（2）按照医院感染管理要求，临床科室应积极配合集中管理，不应在不符合清洗消毒要求的工作区域自行处理复用医疗器械、器具和物品，也不应自行运送已污染的医疗器械、器具和物品到消毒供应中心，应由消毒供应中心工作人员集中统一密闭式回收。

（3）临床科室医护人员需要对使用后的复用医疗器械、器具和物品做好规范的预处理工作，再置于封闭的容器中，精密器械须做好保护措施，以延长其使用寿命。

（4）根据国家行业标准要求，不应在诊疗场所对已污染的医疗器械、器具和物品进行清点，避免反复装卸和污染扩散。

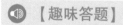

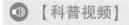

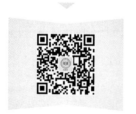

# 12

## "参观"有序，规范同行
——非消毒供应中心人员进入工作区防护及着装要求

🔊 【情景故事】

就在这时，安心护士长打了个响指，音乐瞬间响起，仿佛把整个消毒供应中心变成了时尚秀场，只见一群"模特"华丽登场，每个人都穿着自己岗位的工作服进入会议室，他们神采奕奕，自信满满。安心护士长在一旁介绍道："行业规范中对各区人员的着装都是有明确的规定的，我们的'模特'分别来自去污区、检查包装及灭菌区、无菌物品存放区……"

"哇，原来去污区的装备也能这么时尚！"一位医生调侃着。

"看这灭菌人员戴着手套的样子，简直就是工作中的时尚达人！"一名护士笑着附和道。

伴随着欢快的笑声和掌声，来宾们纷纷拿出手机记录下这别开生面的场景，享受着轻松愉快的时刻。在时装秀结束后，掌声雷动，现场气氛达到了巅峰，大家都被这轻松愉悦的氛围所感染，感受到了消毒供应中心工作人员的专业与活力。

突然有位护士提出："安心护士长，那我们这些临床科室工作人员要进你们的工作区域也要这么穿吗？这看着有点复杂啊！"

"是的，外来人员要进入工作区域也要遵守我们的规矩，没有规矩不成方圆嘛。"安心护士长笑着回答。

🔊【答疑解惑】

随着"世界灭菌科学日"消毒供应中心开放日活动的逐步开展，越来越多的临床科室医护人员、行政管理人员、基层医院的同行们、器械供应商，甚至患者及其亲属都能进入消毒供应中心进行实地参观、交流和沟通。但是，要进入消毒供应中心工作区域，他们都需要遵规守矩，不能违反医院感染管理相关要求。

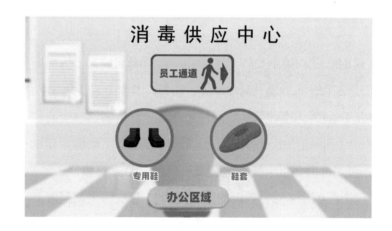

如果大家只需要进入办公区域，那就只需要在工作人员入口处更换专用鞋或穿鞋套即可。但是，如果需要进入工作区域参观，就要遵循从洁到污的原则，先从清洁区开始最后再到污染区。进入清洁区，我们需要先穿专用鞋或鞋套，从办公区进到清洁缓冲区，在缓冲区穿上参观服或隔离衣，戴圆帽，必要时戴口罩，须遮盖全部头发及口鼻，规范穿戴后可以到无菌物品存放区和检查包装及灭菌区进行参观交流。如需接触无菌包，则需要清洁双手或做好手卫生。从清洁区域出来再进入污染区，也就是去污区，则不需要再更换参观服或隔离衣、圆帽等，但需要再增加一层鞋套、戴上口罩，如果此时工作区正在进行手工清洗等去污操作，为防止污染的气溶胶扩散，参观者须戴上护目镜或面罩。如需要接触去污区物表或已污染的医疗器械，则还应戴好手套。参观或交流结束出去污区时，应在缓冲区域正确规范脱掉所有防护用品，脱掉一层污染鞋套，并做好手卫生。

按照医院感染管理要求严格规范着装及防护，既是对进入消毒供应中心的外来人员的保护，同时也可避免清洁区域人为带入不洁物品或病原微生物，保护不同等级风险区域的清洁卫生。

🔊【温馨提示】

(1)如在开放日等进行集中参观交流时，消毒供应中心应根据人员数量准备足够的防护用品，如参观者使用的是可重复使用的参观服或隔离衣等防护用品，应一用一清洗一消毒，避免反复穿戴导致交叉污染。

(2)进入消毒供应中心各个区域维护维修设备设施的工程师或者处理各类水、电、气等能源系统故障的后勤工作人员，应严格遵守工作区域着装规范要求，特别是需要跨区域进行维修维护时，应按要求更换防护用品，避免洁污不分。

(3)如果维修维护会影响其他设备使用或产生粉尘等污染物，维修人员应提前跟工作人员进行对接沟通，避免在工作时段内作业，以免影响区域内正常工作的开展，必要时应对区域内相关物表进行遮盖，并在维修维护结束后及时做好现场清理、清洁及空气消毒等，工程师须将更换后的废旧配件或维修工具等及时带出工作区域。

# 13

## "预"你一起，洁净接力

### ——规范正确的预处理

🔊 【情景故事】

"模特们"在会议室中展示完毕后，站在各自工作区门口迎接参观者。安心护士长站在讲台上，声音洪亮："通过刚才的介绍，老师们对我们的工作有了大概的了解。接下来，让我们更换各区着装，跟着模特们走进工作现场，亲身体会一下，了解我们平时使用的无菌物品是如何处理的，这些器械经历了怎样的过程才来到你们手中。"

她比画了一个"有请"的手势，邀请大家进入工作现场。听到这里，来自临床的老师们纷纷起身，大家按照要求规范着装后，满怀好奇地走向工作区域参观。

在去污区，静静组长已经着装规范正在等候了。那里的工作人员正忙碌地接收和清点来自病房的医疗器械，所有全自动清洗机全力运行着。

突然，耳鼻喉科护士长走到清点桌前，发现一个刚打开的气管切开包内有血迹，刀柄上的一次性刀片也没取下来，她皱起了眉头，显然是器械包现场预处理工作没有做到位。静静组长立刻察觉到了这一细微变化，上前解释道："这个包的现场预处理没有到位。不仅加大了清洗难度，长时间的血渍污渍污染对器械损伤也较大，关键对我们清点人员很不友好，增加了锐器伤的风险。"

耳鼻喉科护士长点头表示理解："确实，现场预处理非常重要，你们的工作风险也大，正好这次过来也跟你们好好学学怎么做好器械的现场预处理工作，共同保护好我们的器械。"静静组长感激地说："非常感谢您的理解和支持，下面我们就来讲一讲如何做好器械的现场预处理。"

### 🔊【答疑解惑】

预处理是指对使用后的医疗器械、器具和物品进行初步处理，包括去除明显污物、保湿、保护锐利及精密器械等操作，分为现场预处理和清洗前预处理。因为从使用到回收处理有一段时间，这个时间越长器械上的有机物就越容易凝固干涸，甚至形成生物膜。生物膜一旦形成，会发生浮游细菌的黏附，黏附的细菌产生胶状基质，对器械有很大的腐蚀性，所以及时有效的现场预处理不仅能降低后期清洗的难度，更重要的是能延长复用医疗器械、器具和物品的使用寿命，节约使用成本。

对于使用科室来说要做的就是在复用医疗器械、器具和物品使用间隙及使用后及时做好现场预处理，就像大家吃完饭把鱼刺、骨头等食物残渣倒进垃圾桶，再用水冲掉碗筷表面油垢，然后放进洗碗机清洗，会洗得更干净一样。对于现场预处理，我们主要做好以下步骤。

首先，使用者应将一次性物品如纱布、棉球、缝线、引流管、针头、缝针、刀片等敷料和锐器按照医疗废弃物处理规定进行处置。

其次，对于复用医疗器械、器具和物品在使用间隙和使用后，器械表面用灭菌水沾湿的湿纱布擦拭或在流动水下冲洗去污，管腔器械使用负压吸引、注射器或水枪冲洗管腔内部去污。现场预处理最佳时间是器械使用后15分钟内，最迟不应超过1小时，对于在1小时内不能回收到消毒供应中心的器械应进行保湿预处理，其目的是防止污染物干涸、保证清洗质量和减少对器械的腐蚀，包括保湿剂喷洒、管腔内保湿剂灌注、清洗剂浸泡和湿巾覆盖等方法，但不得使用含氯消毒剂擦拭或浸泡处置。

最后，将保湿预处理后的医疗器械、器具和物品放在指定污物存放点进行清点提交，等待消毒供应中心工作人员采用密闭方式进行转运回收。

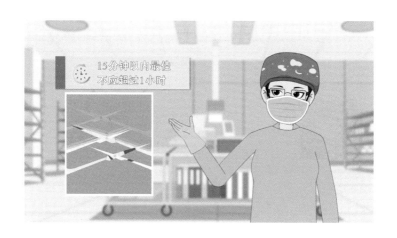

【温馨提示】

（1）预处理工作人员应按规范要求做好个人防护，操作时防止液体飞溅和锐器损伤等职业伤害。预处理区域的台面、地面、设备等应定期清洁消毒，预处理工具应专用。

（2）现场预处理时应选择可防止蛋白凝固并对器械无腐蚀性的保湿方法，不应使用热水冲洗、生理盐水擦拭或含氯消毒剂浸泡等。如使用医用保湿剂，其使用方法与储存环境应遵循生产厂家的使用说明书或指导手册要求。

（3）精密、贵重器械使用后做好预处理的同时，应使用固定架、保护套/垫和带卡槽的器械盒或转运容器装载，与其他器械分开放置，避免挤压碰撞。操作中注意轻拿轻放。

(4)被朊病毒、气性坏疽及突发不明原因的传染病病原体污染的复用医疗器械、器具和物品，应使用双层封闭鹅颈式封装，并标明感染性疾病名称，通知消毒供应中心工作人员专人专车及时回收处理。

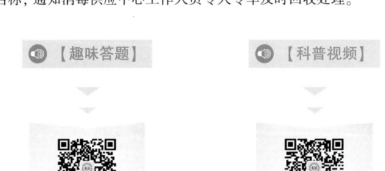

# 14

## 特殊"待遇"，特宠而"归"
### ——特殊感染器械的回收要点

【情景故事】

在去污区，Q博士按照要求着装后，兴致勃勃地来到静静组长身边："静静老师，我又来啦！"他跟在参观老师们的后面，开心地与认识的工作人员打招呼。大家看到他也很开心，欢迎他的到来，打趣地说让他常来帮忙做事。

当老师们来到回收桌前，听到扫描枪发出的嘀嘀声，电脑屏幕也随之滚动，大家都表示好奇。这时，Q博士抢在回收岗位老师开口前，指着电脑介绍起来："他们现在是信息化管理，每个物品都有自己的身份编码，扫描枪一扫，数量、包内物品、处理流程，全部一目了然，还配图片呢。"老师们纷纷表示消毒供应中心跟上了信息化发展的脚步，也很好奇Q博士怎么会知道消毒供应专科信息发展的情况，Q博士说："消毒供应中心是我们骨科开展手术的大后方，我可是这里的常客，这里的护士老师们经常给我科普他们的专业知识。"

正在这时，耳鼻喉科护士长指向一块挂着红色标识的地方，问道："Q博士，那你知道这个地方的标识为什么与别的地方的不一样吗？"大家顺着她手指指向的方向望过去，只见不远处的门上贴着"特殊感染器械处置间"。这下可把 Q 博士难住了，看到"特殊感染"的字样，他摆了摆手，有些不好意思地说："我在手术室帮忙时用医疗垃圾袋装过 HIV 感染患者使用过的器械，但至于怎么处理我就不知道了。"静静组长听后，马上说道："HIV 感染器械可不属于消毒供应中心的特殊感染器械。前两年我们经历过的新型冠状病毒感染为乙类传染病，但是在暴发及流行的前期，其按照甲类传染病管理时属于特殊感染。对于临床科室来说，我们需要关注的是特殊感染器械如何安全地转运到消毒供应中心来进行处理。"

🔊 【答疑解惑】

在消毒供应中心，我们所强调的特殊感染的概念出自《医疗机构消毒技术规范》（WS/T 367—2012），即特殊感染指的是被朊病毒、气性坏疽和突发不明原因传染病的病原体感染。但是在《医疗机构消毒技术规范》征集意见稿中，被朊病毒、甲类传染病或乙类按照甲类管理的传染病、突发不明原因的传染病病原体感染被称为特殊病原体感染。标准的更新强调了甲类传染病或乙类按照甲类管理的传染病也须按特殊感染处理。例如，新型冠状病毒肺炎疫情暴发之初，确诊或疑似患者使用后的复用医疗器械、器具和物品就是按特殊感染器械处理的。

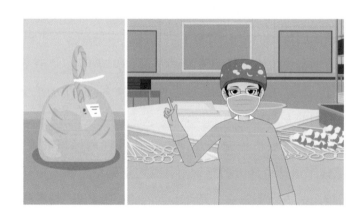

由于这些病原菌主要经过呼吸道飞沫或接触传播，传染性极强，而这些感染患者使用后的复用医疗器械、器具和物品会残留大量病毒，并且这些病原菌离开人体后依然能存活，部分病原菌用常规的消毒灭菌方式无法将其灭活，因此在转运和处理的过程中存在较大的感染风险，医护人员须严格遵守医院感染管理要求和规范的操作规程。复用医疗器械、器具和物品使用后，使用者应进行双层密闭鹅颈式封装并标明感染性疾病名称，放在指定地点后通知消毒供应中心安排专人做好相应个人防护措施后使用专车、专用容器、专用路线进行单独回收处理，不能与普通医疗器械、器具和物品同时回收，且回收后的医疗器械、器具和物品应在独立的"特殊感染器械处置间"按要求进行消毒、清洗等处理。

🔊【温馨提示】

（1）根据国家行业标准要求，被朊病毒、气性坏疽和突发不明原因传染病的病原体感染的患者或疑似患者宜选用一次性使用医疗器械、器具和物品，使用后应进行双层密闭封装焚烧处理。

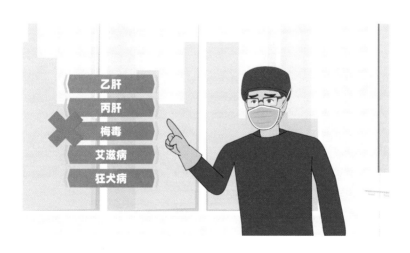

（2）乙肝、丙肝、梅毒、HIV 感染、狂犬病等患者使用后的复用医疗器械、器具和物品不属于消毒供应中心特殊感染器械范畴，无须特殊处理，消毒供应中心工作人员密闭式回收后，在标准防护下对医疗器械、器具和物品进行常规的清洗消毒灭菌即可达到要求，不用过度紧张和担心。

（3）确诊或疑似特殊感染患者使用后的复用医疗器械、器具和物品，特别是精密贵重器械如在使用现场具备条件的情况下（如负压手术间、负压病房或治疗室等，医护人员在穿戴合格防护用品的情况下）可以对这些医疗器械、器具和物品做现场预处理，以减少对器械的损耗。

【趣味答题】　　　　　　　　　　【科普视频】

# 15

## 说一不二，违规莫触
### ——一次性医疗器械、器具和物品为什么不能重复处理二次使用

🔊 【情景故事】

"所以如果有这几类特殊病原体感染的患者使用后的复用医疗器械、器具和物品，老师们一定要提醒使用者按要求进行封包处置，再联系我们进行回收处理。"静静组长在胸前双手合起来做了个标准的中式拜请动作。老师们随之回敬静静组长，并表示回科室后要把这个内容纳入科室的医院感染培训。

就在这个时候，大家听到一声叹息："哎，你看看这多可惜啊。"眼科护士长指着黄色垃圾桶里的东西，对耳鼻喉科护士长说道："这个一次性使用的玻切头和导光纤维要好几千元一个，用过一次后看着还挺好的，想灭菌后重复使用，但送到消毒供应中心来就是不给重新处理。你看垃圾桶里的这个东西是不是像新的一样？"耳鼻喉科护士长摆了摆头说："是的，我们科室也有这样的一次性物品，用一次就丢，真是可惜了。"在场的老师们看到这一幕，开始你一言我一语地议论开来。静静组长看到这情景，停下了脚步，微笑着转过身说道："老师们，千万别误会我们，我们不是偷懒不接收一次性物品，确实是因为传染病防治法有规定，我们不敢违法啊。"

🔊【答疑解惑】

现代化的医疗机构大量使用一次性医疗器械、器具和物品，对控制医院内感染、提高诊疗效率起着非常重要的作用。近年来，随着外科诊疗技术的飞速发展，一些价格昂贵、制作精细的一次性医疗器械、器具和物品逐步应用于外科手术与治疗中。一些医疗机构基于各项控费政策及成本效益考虑，提出对部分一次性医疗器械、器具和物品进行复用处理的要求，这显然是违反国家法律法规要求的。

国家从法律法规层面明确规定了一次性医疗器械、器具和物品不能二次或多次使用。《中华人民共和国传染病防治法》第五十一条规定：医疗机构应当按照规定对使用的医疗器械、器具和物品进行消毒；对按照规定一次性使用医疗器械、器具和物品，应当在使用后予以销毁。《医院感染管理办法》第十二条规定：医疗机构使用的消毒药械、一次性医疗器械和器具应当符合国家有关规定。一次性医疗器械、器具不得重复使用。《一次性使用无菌医疗器械监督管理办法》规定：医疗机构不得重复使用一次性无菌器械。

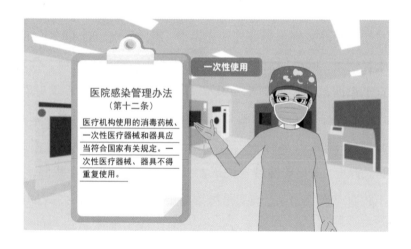

　　一次性医疗器械、器具因其本身结构复杂、材质特殊，生产厂家设计的功能只能满足一次性使用，且出厂前一定经过反复测试、验证，证明其不具备二次使用的条件，说明书上也会明确指出为一次性使用，而不会有重复处理的清洗、消毒、灭菌流程。如果违规进行重复处理，不仅器械、器具无法得到有效清洗、消毒和灭菌，而且在再处理过程中其材质可能产生有害物质，存在很大的医院内感染风险和医疗安全风险，是非常危险的违规行为。

🔊 【温馨提示】

　　(1)消毒供应中心是医院内承担各科室所有复用医疗器械、器具和物品清洗、消毒、灭菌以及无菌物品供应的部门，不具备处置一次性医疗器械、器具的职责与功能。

　　(2)医院管理部门应制定详细的一次性医疗器械、器具管理规定，规范各诊疗环节中一次性医疗器械、器具的使用，并细化对违规复用的惩处措施，消毒供应中心严禁接收处置一次性医疗器械、器具和物品，坚决杜绝违规复用现象。

🔊 【趣味答题】　　　　　　　　🔊 【科普视频】

16

# 精准消毒，卓越守护

## ——消毒供应中心常用的高水平消毒

老师们听后表示理解，纷纷表示以后会更加重视资源的节约和保护，根据需求合理选择可重复使用的医疗用物，减少一次性医疗用物的使用。静静组长看着这场面，心中涌起一股暖意，她感慨医院里的每个人都在努力地工作着，都在为患者的健康付出着。虽然有时候会碰到不尽如人意的情况，但大家都在尽力而为。

随后，静静组长带领老师们继续参观了大型清洗设备的清洗过程、酸性氧化电位水机的使用，以及超声波清洗器等专属于去污区的设备。老师们纷纷被这些先进设备所震撼，赞叹消毒供应专业发展的速度。他们不禁暗自感慨，医疗设备对物品的清洗和消毒对于医疗安全至关重要，而现代化的设备和技术为此提供了强大的支持。

Q博士不知何时已经换装来到检查包装灭菌区，眼前的景象让他不禁惊叹："哇，这么大！"他仿佛是红楼梦里的刘姥姥进入大观园，四处张望着。被大型清洗机发出的哗哗声所吸引，他朝着声音传来的方向走去。在那里，有八台清洗机整齐排列着，其中两台大型清洗机比高大的Q博士还要高出一截。清洗机们全力运转，控制面板上显示着清洗所剩时间等信息。Q 博士被这壮观的场景深深吸引，并感叹不已。就在此时，一号长龙清洗机完成了清洗任务，缓缓打开舱门。Q 博士看到刚刚清洗出来的器械闪闪发光，忍不住想要伸手去拿。就在这时，小白护士不知何时已经出现在了他身后，立刻出声阻止："千万别碰，刚清洗完的器械会很烫！""啊？洗出来的器械会很烫？"Q 博士露出难以置信的神情。小白护士解释道："我之前就被烫过。我的带教老师说，这不只是单纯的清洗，还进行了高水平消毒。"

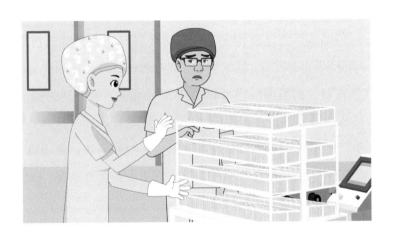

🔊【答疑解惑】

高水平消毒是一种高效的消毒方法，是指能杀灭一切细菌繁殖体、分枝杆菌、病毒、真菌和致病性细菌芽孢的消毒，包括物理消毒和化学消毒。物理消毒一般指湿热消毒，指利用湿热使菌体蛋白质变性或凝固，酶失去活性，代谢发生障碍，致使细胞死亡，包括煮沸消毒法、巴斯德消毒法和低温蒸汽消毒法。化学消毒一般指用高水平化学消毒剂(如含氯制剂、二氧化氯、邻苯二甲醛、过氧乙酸、过氧化氢、臭氧、碘酊等)，按照说明书要求，在规定的条件下以合适的浓度和有效的作用时间对需要消毒的物品采用浸泡、擦拭等方式进行消毒。在消毒供应中心一般耐热耐湿的医疗器械、器具和物品首选湿热消毒，而高水平化学消毒剂一般具有强氧化性，对医疗器械、器具和物品的腐蚀性和刺激性大，应根据需要酌情选择。

消毒供应中心的湿热消毒一般通过使用全自动清洗消毒机或煮沸消毒机等设备来实现，用 $A_0$ 值来评价湿热消毒的效果。$A_0$ 值是指当 $Z$ 值表示的微生物杀灭效果为 10 K 时，温度相当于 80℃ 的时间（单位：秒）。通俗一点说就是在消毒过程中，达到特定杀菌效果所需要的时间和温度的组合。一般消毒后直接使用的诊疗器械、器具和物品湿热消毒温度应 $\geq$90℃，时间 $\geq$5 min 或 $A_0$ 值 $\geq$3000，如呼吸机管路、复苏球囊等，消毒后可以直接发放。而消毒后需要继续灭菌处理的，如常规的侵入性诊疗器械、器具和物品湿热消毒温度应 $\geq$90℃，时间 $\geq$1 min，或 $A_0$ 值 $\geq$600。工作人员在进行操作时，应确保设备的温度和时间参数设置正确，定期进行设备的维护和校准。消毒过程中，持续监测设备运行状况，确保达到预设的温度、时间或 $A_0$ 值。

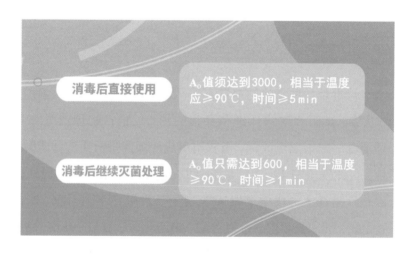

【温馨提示】

（1）清洗质量决定消毒效果，复用医疗器械、器具和物品在高水平消毒前应充分清洗干净。湿热消毒用水应采用纯化水，消毒后的用物温度非常高，通常为 60~80℃。在冷却前，最好不要触碰，避免烫伤。

（2）使用化学消毒剂时应根据医疗器械、器具和物品材质和使用需求选择合适的消毒剂，尽可能减少对消毒物品的腐蚀和损耗，消毒后应彻底漂洗干净，避免消毒剂的残留。操作人员应做好个人防护，避免消毒剂在使用过程中对自身造成损害。

（3）高水平消毒后的医疗器械、器具和物品应使用无菌包装袋进行包装或消毒后的容器进行盛纳，包装者须戴清洁手套或无菌手套，避免污染。

（4）临床科室应在规定效期内使用高水平消毒后物品，并合理储存。使用时规范操作，使用前避免污染。

【趣味答题】　　　　　　　　【科普视频】

17

# 精心呵护，保"价"护航
## ——精密器械的全流程保护

🔊 【情景故事】

　　小白护士熟练地戴上隔热手套，开始进行器械的出锅转运。这时，一个醒目的蓝色保护垫吸引了 Q 博士的目光。他不解地问道："这是啥新鲜玩意儿？"小白护士面带笑容自信地解释道："这是硅胶材质的器械保护垫，用于保护精密器械的，不仅在清洗时要用到，在回收、包装、转运时也需要使用。在器械保护方面我们还有很多种方法呢！"Q 博士看到俏皮的小白护士，竖起拇指说道："真牛！"小白护士听到 Q 博士的称赞，不禁露出了灿烂的笑容，眼中闪耀着自豪和喜悦，觉得自己的工作得到了肯定，也为能向 Q 博士解释清楚而感到欣慰。于是她更加细致地解释起精密器械的保护，展示着自己对工作的热爱和扎实的专业基础。

🔊 【答疑解惑】

　　精密器械是指结构精细、复杂、易损，对清洗、消毒、灭菌处理有特殊方法和技术要求的医疗器械，如神经外科、心胸外科、眼科等科室的精密医疗器械，以及近年来一些高精尖医疗器械，如达·芬奇机器人医疗器械、硬式内镜等。它们的共同特征是材质特殊、结构复杂精细、种类繁

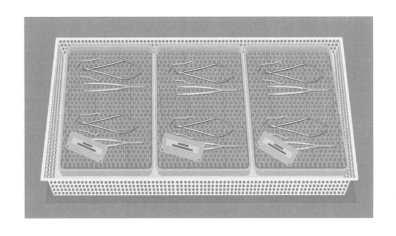

多、价格昂贵且易损、器械基数少。消毒供应中心在处理精密器械时除了要严格按照说明书要求选择合适的清洗、消毒与灭菌方式，更要注意对器械的全流程保护，以保障其在诊疗过程中使用的安全性与有效性。

精密器械的保护是需要使用科室和消毒供应中心共同来完成的。首先，使用科室必须做好使用间隙及使用后现场预处理。使用后立即去除器械表面污物，对带管腔的器械应对管腔进行冲洗、保湿，器械尖锐或易损端套好保护套，镜头等贵重器械固定于带卡槽的专用器械盒中。其次，集中回收转运时工作人员应轻拿轻放，器械盒及转运车应垫保护垫，防止碰撞。消毒供应中心在回收清点时，需要认真检查器械功能是否完好，有无损坏。如显微剪尖端是否锋利，显微镊功能端的闭合是否良好等，确保器械没有裂缝、变形或磨损。再次，清洗时要根据器械结构和材质选择合适的清洗方式、清洗工具和清洗剂，对于结构复杂或不耐热的精密器械，一般选用手工清洗，使用软毛刷、清洗海绵或不同大小的管腔清洗刷等进行清洗。清洗时不仅要掌握好力度和方法，避免清洗不当导致器械损坏，还要选择合适的清洗程序。最后，对器械尖锐、易损端使用合适的医用保护套，器械盒内垫医用硅胶软垫或硅胶卡槽，确保器械在机械清洗、消毒、灭菌及转运的过程中能得到有效的支撑和保护。

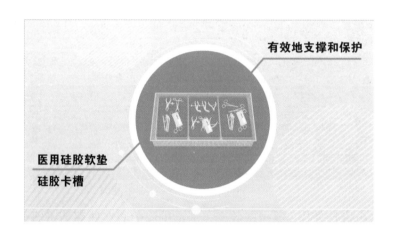

【温馨提示】

（1）消毒供应中心有专业的人员和专业设备设施，能处理各类复用医疗器械、器具和物品，临床科室应将精密器械交给消毒供应中心来集中规范处理，不能因器械贵重怕损坏等就自行处理后使用，这样不仅违反标准规定，而且会带来院内感染的风险和安全隐患。

（2）消毒供应中心处理精密器械的人员应接受规范的岗位培训，特别是对于医院新的精密器械，使用前一定要器械厂家的工程师或使用科室对消毒供应中心的工作人员进行有关器械结构、使用要求及清洗、消毒、灭菌方式的培训，经考核合格后再上岗，以保障精密器械的规范处置。

（3）除了规范的清洗、消毒和灭菌，对于精密器械的转运也应格外重视，对转运人员一定要做好培训和考核。包外可贴"轻拿轻放、避免挤压"等醒目标识，如同时运送其他物品，精密器械应置于上层，避免受压。

（4）器械保护套或保护垫一定要选用专业的医用保护套或垫，不合格的非医用保护材料有可能无法发挥固定保护作用，并且可能在清洗、消毒和灭菌过程中释放有毒物质，对器械使用带来安全风险。

（5）手术室或其他临床科室在接收精密器械无菌包时应及时做好交接，对于基数较少使用频次又高的精密器械应提前与消毒供应中心对接沟通，合理安排使用时间，以免影响手术及治疗，根据使用需求备足器械基数，保障使用周转。

（6）使用者要对使用后的精密器械及时、正确地进行现场预处理，手术完毕立即清理器械上残留的污渍，尤其是内眼医疗器械在使用黏弹剂操作后应立即将器械浸没在无菌水中。处理过程中轻拿轻放，严禁粗暴操作，尖锐器械功能端使用保护套，稳妥放置，防止碰撞。

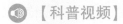

【趣味答题】　　　　　　　　　【科普视频】

# 18

## "材"尽其用，包装有别
### ——不同包装材料满足不同需求

🔊 【情景故事】

这时，Q博士的目光转向检查包装区的中间，看到参观的老师们聚集在一张物品打包台前，认真倾听着安心护士长的介绍。他心生好奇，一边和小白护士告别，一边加入了这支热闹的队伍。在打包台上，各种各样的包装物品摆放整齐，有高水平消毒后的灭菌袋包装、棉布包装、无纺布包装、纸塑袋包装，琳琅满目，让人眼花缭乱。各类包装材料整齐地摆放在桌面上，并做了标识。Q博士心中充满了好奇和期待。

🔊 【答疑解惑】

消毒供应中心每天要处理成千上万件复用医疗器械、器具和物品，包装材料是我们日常工作中最常用的医用耗材之一。我们根据待灭菌的医疗器械、器具和物品的材质、质量、大小、灭菌方式、储存时间、临床需求以及经济成本等选择合适的包装材料，确保每件物品在包装、灭菌、存储和使用过程中的安全有效性。包括可重复使用及一次性使用的包装材料。常用的可重复使用包装材料包括：普通棉布、硬质容器、新型医用纺织品等。一次性包装材料包括：医用无纺布、医用皱纹纸、医用纸塑袋、医用纸袋等。所有包装材料都需要经过规范的闭合式或密封式包装，使其形成有效的无菌屏障系统，阻止微生物进入，灭菌后合理储存才能确保包内医疗器械、器具和物品在一定有效期内的无菌状态。另外高水平消毒后物品应使用经灭菌后的纸塑袋或塑料袋进行封闭包装，以保障消毒后物品在有效期内的清洁状态。

普通棉布作为包装材料一般要求为 140 支纱以上织成的布才可以使用，支数越高，棉布就越密，越柔软、坚实。棉布作为包装材料具有抗撕裂、经济实惠、可重复使用等特点，缺点是多次使用及清洗消毒后容易磨损、破洞，且使用过程中易产生棉絮，也因其阻菌能力相对较差故保存时间短。一般适用于较重的医疗器械、敷料或使用周转快的医疗器械、器具和物品的包装。

硬质容器属于较高端且价格昂贵的包装容器，一般由盖子、底座、手柄、灭菌标识卡槽、垫圈和灭菌剂孔组成，使用时须遵循生产厂家说明书提供的灭菌参数，一般适用于精密医疗器械的包装。

医用无纺布是非织造布，一般由纺黏层、熔喷层和纺黏层工艺制成，具有抗菌、疏水、透气等特点，有多种克重及颜色，适用于大部分医疗器械、器具和物品的包装，同时可适用高低温各种灭菌方式，是消毒供应中心应用较广的一类包装材料。

医用皱纹纸是由木浆纤维制成，穿透性强，有非常高的阻菌屏障功能及生物降解能力，但其抗撕裂和防穿刺力较弱，易被尖锐器械破坏，容易破损，适用于较轻的器械，不适合有棱有角器械的包装。

医用纸塑袋由两面组成，一面是可以通过灭菌介质的透析纸，另一面是不能透过液体和气体的透明薄膜。由于其材料特殊性，纸塑袋具有良好的微生物屏障功能，但它的拉伸力、柔软性、延展性相对较差，因此仅适合单独的小型器械的包装。

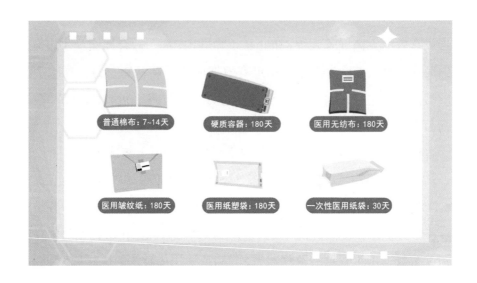

普通棉布：7~14天　　硬质容器：180天　　医用无纺布：180天

医用皱纹纸：180天　　医用纸塑袋：180天　　一次性医用纸袋：30天

【温馨提示】

（1）不同包装材料有效期不一样，使用普通棉布材料包装的无菌物品有效期为7~14天，当储存的环境温度、湿度达到医院消毒供应中心管理规范的规定时宜为14天；未达到环境标准时，有效期不应超过7天。硬质容器、医用无纺布、医用皱纹纸、医用纸塑袋包装的无菌物品有效期为180天。一次性医用纸袋包装的无菌物品有效期为30天。

（2）不同灭菌方式对包装材料的要求也不一样，如环氧乙烷灭菌不能使用棉布等易吸附灭菌剂的包装材料，过氧化氢低温等离子灭菌不能使用普通棉布、纸塑袋等包装材料，通常需使用特卫强袋（高密度聚乙烯经闪蒸工艺而制成的精细纤维）、无纺布等不易吸附过氧化氢灭菌剂且透气性好的包装材料。

（3）普通棉布作为包装材料时应为非漂白织物，除四边外不应有缝线，不应缝补；初次使用前应高温洗涤，脱脂去浆。使用时需要一用一清洗，使用前工作人员须检查包布有无污渍、破损等，保证包布的清洁与完好性，按要求规范使用次数，发现破损应及时报废。

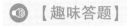

【趣味答题】

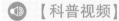

【科普视频】

# 19

## "查"颜观色，保质通行

——如何确定消毒供应中心提供的无菌包能否正常使用？

🔊 【情景故事】

在检查包装及灭菌区的展示台上摆放着琳琅满目的监测产品，只见安心护士长向来访的老师们做着详细介绍。这时安心护士长拿出一个事先准备好的、已经显示灭菌合格的无菌包，将其放在展示台上。她指着无菌包的包外化学指示物，认真地说道："老师们，请注意这个已经变色的包外化学指示胶带。在临床上，很多人认为包外化学指示胶带变色合格的无菌包就可以放心使用了。但事实并非如此，包外化学指示胶带变色合格，只能说明这个无菌包经过了灭菌的过程，并不能代表它是一个真正灭菌合格的无菌包。"这番话引起了参观老师们的注意，他们齐刷刷地望向安心护士长，观察她的动作。

安心护士长娴熟地打开了无菌包，右手拿出已变色合格的包内化学指示卡，左手则从物品打包台上拿起没有变色的包内化学指示卡，将它们举在手上，让老师们能更好地看得清楚，然后对参观老师们说道："只有当包内化学指示卡变色合格时，这个无菌包才算灭菌合格，另外我们还需要检查包内，看其是否湿包，以及包装的严密性、清洁度如何等。"

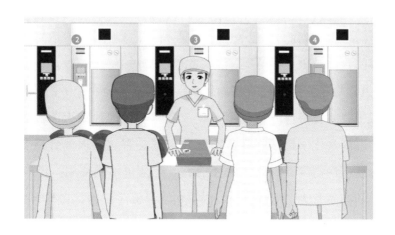

🔊【答疑解惑】

消毒供应中心是院内无菌物品的生产基地，每天为全院各临床科室生产成百上千个无菌包，虽然消毒供应中心有非常规范标准的医疗器械、器具和物品处置流程，并且有严格的清洗、灭菌监测要求，发放的无菌包也是经过物理监测、批量化学监测及部分生物监测，经过严格审核通过后才能发放流通到各个临床科室的，但是无菌包从消毒供应中心的无菌物品存放间发放到临床正式使用前，中间会经过发放、转运、交接、存储、使用前转运等过程，且每一个无菌包都有双层包装材料，无法观察到包内湿包、包内化学指示卡变色等情况（纸塑、特卫强等可视袋除外），因此每一个无菌包使用前的检查非常重要，这也是无菌包质检的最后关键环节。那么如何确定无菌包可以正常使用呢？只需要记住以下几点。

（1）需要确认无菌包的外包装及标识的有效性。一个合格的无菌包，其标签标识信息清晰、完整且无破损，使用者须仔细核对标签上的信息，确认其在有效期内，避免使用过期的无菌包，并再次确认包外化学指示物变色正常。

（2）检查并确认无菌包的包装材料表面是否清洁、干燥，无污渍、水渍、水珠、潮湿等现象，外包装闭合是否完好，无破损、松散等，如果存在潮湿或闭合性被破坏等情况，说明此包已被污染，不得使用。

（3）开包后第一时间检查包内化学指示物变色是否合格，确认其有效性。一般包装前会将包内化学指示物放在每个包内最难灭菌位置，使用前必须通过观察化学指示物变色情况判定其是否达到灭菌合格要求，未变色或变色不均匀等都属于灭菌不合格，无菌包不能使用。再查看包内器械器具和物品有无潮湿或水珠，因湿包容易滋生细菌，故不能使用。

（4）最后，还须检查包内医疗器械、器具和物品的清洁度，查看有无污渍、锈迹等，识别因消毒供应中心工作疏忽导致清洗检查不到位的情况。不合格的医疗器械、器具和物品均不能使用，应退回消毒供应中心并及时反馈问题，只有把好最后的质检关，无菌包才能安心使用。

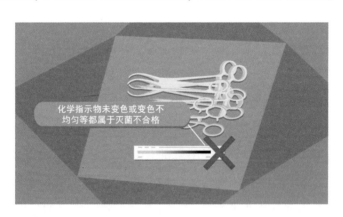

化学指示物未变色或变色不均匀等都属于灭菌不合格

🔊 【温馨提示】

（1）临床科室在接收消毒供应中心送来的无菌包时，应第一时间检查无菌包的效期、包装有无破损等情况，不合格的无菌包一律不接收，第一时间退回消毒供应中心重新处理。

（2）接收后的无菌包应固定放置于清洁、干燥的无菌物品存储架或柜，其距地面高度应≥20 cm，距离墙≥5 cm，距天花板≥50 cm，并做好无菌包存放醒目标识，方便医护人员拿取使用。

（3）医护人员拿取无菌包前应先洗手或手消毒，根据使用需求及无菌包效期合理拿取，避免错拿折返等增加无菌包反复转运时污染、遗失、包装破损等风险，临近有效期的无菌包应先使用。

（4）使用前质检发现不合格的无菌包严禁使用，应急情况下可以先向消毒供应中心或其他临床科室借备用无菌包使用，避免违规使用引发的患者院内感染风险，然后根据情况上报不良事件。

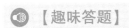 【趣味答题】　　　　　　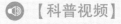 【科普视频】

## 20

# "钢筋铁骨"也有"脆弱"一面

## ——不锈钢医疗器械的自然损耗

**🔊 【情景故事】**

　　站在骨科护士长后面的 Q 博士听完安心护士长的介绍，不由得点点头，说道："哦，原来如此，我还说那么多种监测手段出来的无菌包怎么还要我们做质检，原来无菌包使用前还有这么多要求，要安心使用一个无菌包真是不容易啊！"骨科护士长听到后，回过头看着 Q 博士，笑着说道："嘻嘻，你小子还有很多要学习的呢！"接着，只见她从随身带来的袋子里拿出一个已打开的治疗包并从里面拿出一把前端裂开的血管钳，看样子是有备而来，问道："安心护士长，我还有个问题，上次我们科做清创缝合术，使用中发现血管钳在关节处裂开了，你们怎么会把要坏了的器械也灭菌给我们呢？"Q 博士也跟着附和道："是的，是的，我也遇到过一次，怎么这钢筋铁骨的不锈钢器械也这么容易坏？"安心护士长笑了笑，回答道："你们说的我们都能理解，每一件医疗器械、器具和物品在包装前我们都需要对器械功能和清洁度进行检查，当然也不排除器械在包装前确实是好的，但在高温高压的灭菌、装载、转运的过程中损坏了。不管是什么材质的医疗器械、器具和物品，在使用、清洗、消毒、灭菌的过程中都会有自然耗损，不锈钢医疗器械也不例外。"

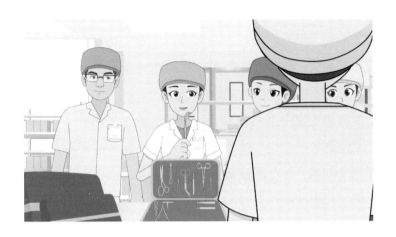

【答疑解惑】

在临床上，医疗器械作为医生手中的"利剑"，其重要性不言而喻。医疗器械的材质包括不锈钢、碳钢、钛、ABS 树脂、聚丙烯、聚亚苯基砜树脂等，其中以不锈钢材质多见。然而，令人诧异的是，看似"钢筋铁骨"的医疗器械，却也无法千秋万代、永不磨损，难逃损坏的宿命。随着使用次数的增加，时间的推移，有机物残留、化学物质残留、水渍沉积、表面变化、腐蚀（包括锈蚀）、磨损和变形等问题接踵而至，成为不锈钢医疗器械损坏的主要原因。而器械表面腐蚀、磨损变形等不仅会影响其外观，也可能引起医院感染风险，并在手术治疗过程中因生物相容性问题给患者带来安全风险。

在不锈钢医疗器械表面都有一层镀铬层，它是保护器械免受腐蚀的重要屏障，一旦镀铬层脱落，不仅会影响器械的外观，还会使器械表面变得粗糙不平且难以与污染的器械鉴别区分。更为严重的是，点状腐蚀形成的空腔易积聚血液、组织液的残留物，成为致病菌的温床，这些微生物的滋生不仅会增加手术治疗过程中的感染风险，还可能通过应力裂纹腐蚀导致器械功能的逐步丧失，甚至在使用过程中器械残片脱落，给患者带来极大的手术安全风险。而工作端磨损或变形的医疗器械会降低手术过程中的操作精准度，甚至无法满足临床手术需求。其次为了防止医院内交叉感染，复用医疗器械都必须经过严格的清洗、消毒和灭菌处理，这一步骤对于保障患者安全至关重要，但同时也是对复用医疗器械的一次严峻考验。在清洗的过程中，对污染器械进行反复多次的刷洗并使用各类清洗剂等化学试剂，会对器械造成一定的损耗。而在压力蒸汽灭菌或其他低温灭菌过程中产生的温度和压力的变化以及蒸汽的冲刷、化学灭菌剂的腐蚀等，会使器械氧化反应悄然加剧、老化加速，出现磨损或变形等损耗现象，这也就是为什么使用时间长的器械，会出现尖端不锋利甚至断裂的原因。

🔊 【温馨提示】

（1）有机物残留是指操作后人体组织的残留物，如血液和体液干涸后的残留、人体组织蛋白残留和微生物残留等。

（2）化学物质残留是指医疗器械清洗消毒过程中，对使用的清洗剂、润滑剂漂洗不彻底或超剂量使用，造成器械表面出现各色斑点状或片状的积层、变色层。

（3）水渍沉积是指常因医疗器械清洗消毒过程中使用的清洗用水中钙、镁离子含量过高，在器械表面出现乳白色或浅灰色的斑点状、片状或鳞状沉积物。

（4）表面变化是指医疗器械在使用一段时间之后，其表层由于化学、物理等作用而发生变化。这些表面变化可能源自器械的使用过程，也可能是清洗消毒和灭菌处理过程所导致。

（5）腐蚀是指金属材料和非金属材料在周围介质（水、空气、酸、碱、盐、溶剂等)作用下产生损耗与破坏的过程。而锈蚀是指金属(通常是铁)由于长期暴露在空气中发生了氧化反应，或者是被水中的氧元素侵蚀而生成棕红色氧化物的过程。

(5)磨损和变形是指医疗器械长期频繁使用而造成器械的正常损耗，或者是因操作者在使用器械时未按器械说明书操作(如组织剪长时间用于剪切敷料)、暴力碰撞(如转移时跌落、堆叠挤压)等造成器械非正常损耗和变形的情况。

【趣味答题】　　　　　　　　【科普视频】

# 【本部分结尾】

在开放日活动中，临床老师们不仅亲眼见证了消毒供应中心的高效运转和各类先进设备设施的使用，同时也加深了对医疗器械全流程处置过程的理解。他们在每个环节中都感受到了消毒供应中心工作人员的严谨和专业，也看到了被临床使用污染过的器械重获新生的全过程。大家通过深入交流，解开了许多以前难以理解的疑惑，消除了临床科室与消毒供应中心之间的隔阂。这种互动不仅增进了彼此的了解，也让大家对各自的工作有了更深刻的认识和体会，使得双方在今后的合作中更加默契和高效。

通过这次开放日的交流，消毒供应中心与临床科室等各部门之间的信任和理解得到了显著增强，建立了更加紧密的互动关系。这种信任和理解的升级将有助于提升医疗服务质量与效率，同时为医患关系的改善注入新的活力。

让我们"医"路同行，携手与"供"，关注科学灭菌，共同守护患者健康！

第二篇 一路同行：深入消毒供应中心

清晨的阳光透过窗户洒在医院消毒供应中心的一角，温暖的光束使这里显得柔和明亮。刚入职不久的小白护士怀揣着满腔热情和对未来的憧憬，踏入了这个她即将挥洒汗水和智慧的地方。每件器械的背后，都有着无数无名英雄的默默付出，而她，也即将成为其中的一员。

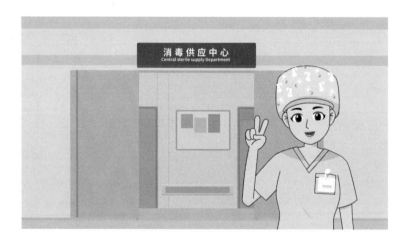

# 01

## 方圆有道，循规遵矩
——消毒供应相关行业标准、指南与规范

【情景故事】

"早上好，小白！"安心护士长的声音温暖而坚定，她带着小白护士进入工作区，一边走一边耐心地介绍环境和各岗位人员。"这是去污区，在电脑前操作信息系统的是静静老师，她是我们的总带教老师。从这个月开始，你会跟着静静老师学习。"

小白护士认真地听着，眼神里满是求知的渴望。安心护士长边走边说道："我们的培训计划涵盖去污区、检查包装及灭菌区、无菌物品存放区，每个区域培训一个月，确保你能够全面掌握消毒供应的各项专业技能。"

走完四区四通道后回到会议室，小白护士感叹道："消毒供应中心的现代化设施真是太多了，不知道从哪里开始学起。"

安心护士长微笑着，递给她几本专业书籍，拍了拍她的肩膀：

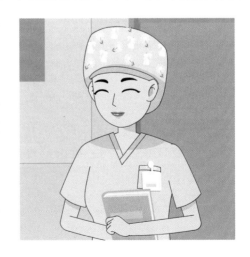

"小白，这些书籍里有我们的行业标准和详细的工作流程，还有相关的理论知识。你跟着带教老师，理论联系实际，好好学习。遇到不懂的问题，一定要多学多问，后期我们还要进行独立上岗前考核，你一定要全力以赴，争取早日独立上岗，胜任你的工作。"

小白点了点头，感觉"压力山大"，但她依然坚定地回应："我一定会认真学习的，护士长。"

安心护士长温柔地笑了笑："那你在这里稍等一下，带教老师会来找你，我相信你会很快适应并胜任工作的。"

在这个温暖而充满希望的早晨，小白感受到了来自同事们的关爱和支持，也坚定了她在消毒供应中心努力学习和工作的决心。看着手中的书，她知道，前方的道路虽然充满挑战，但每一步，都将留下她成长为一名合格护士的踏实足迹。

### 🔊【答疑解惑】

消毒供应中心工作遵循行业相关标准是确保落实规范化、标准化的操作技术和流程的关键。作为消毒供应中心的工作人员，首先需要了解并熟练掌握本专科的相关标准、指南与规范。卫生部自2009年起制定了三个消毒供应中心的行业标准，2016年国家卫生和计划生育委员会对这些标准进行了修订和更新，从诊疗器械相关医院感染预防与控制的角度，对医院消毒供应中心的管理、操作、监测予以规范。这三个行业标准为：《医院消毒供应中心　第1部分：管理规范》（WS 310.1—2016）、《医院消毒供应中心　第2部分：清洗消毒及灭菌技术操作规范》（WS 310.2—2016）、《医院消毒供应中心　第3部分：清洗消毒及灭菌效果监测标准》（WS 310.3—2016）。这三个标准对医院消毒供应中心的管理要求、基本原则、人员要求、建筑要求、设备设施、耗材要求及水与蒸汽质量，医疗器械、器具和物品处理的基本要求、操作流程，消毒与灭菌效果监测的要求、方法，以及质量控制过程的记录与可追溯要求作了非常详细的规定。这三个标准中除部分条款为推荐性条款外，其余大部分为强制性条款，也就是要求医疗机构在消毒供应中心管理与运行中必须严格遵守的条款。

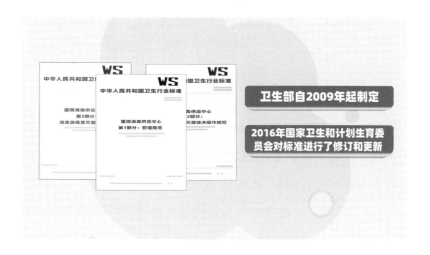

其次，中华护理学会消毒供应中心护理专业委员会自 2012 年以来，陆续组织专家编写并出版了多部专科器械的清洗消毒及灭菌技术操作图书，如《硬式内镜清洗消毒及灭菌技术操作指南》《眼科手术器械清洗消毒及灭菌技术操作指南》《外来医疗器械清洗消毒及灭菌技术操作指南》《软式内镜集中式清洗消毒及灭菌技术操作指南》《消毒供应中心管理与技术指南》等。这些图书的出版为所有消毒供应中心从业人员在专科精密器械处置方面提供了规范化、精细化的实操依据，对提高消毒供应中心管理者与操作人员在专科器械处置的标准化操作、质量控制、精准管理及风险控制能力等方面发挥了重要作用。

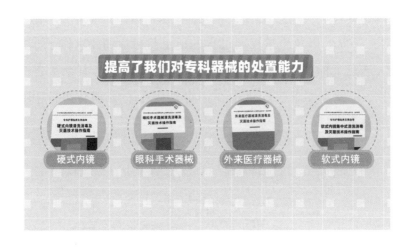

再次，2016 年国家卫生与计划生育委员会也发布了关于口腔器械与软式内镜清洗消毒灭菌的专项规范，分别是《口腔器械消毒灭菌技术操作规范》（WS 506—2016）和《软式内镜清洗消毒技术规范》（WS 507—2016）。这两个标准对口腔器械与软式内镜清洗消毒灭菌的管理要求、基本原则、布局与设施、设备要求、操作流程、灭菌监测、灭菌物品放行和器械储存要求、各项记录要求等内容作了全面详细的要求与规定，为这两类器械的规范化处置提供了专业指导。

最后，近年来，在消毒供应专业领域，很多专家、学者在专业细分领域通过学会、协会等组织，制定并发布了多个消毒供应专业团体标准，如中华护理学会发布的团体标准《医疗器械清洗技术操作》（T/CNAS 09—2019），上海市护理学会发布的团体标准《消毒供应中心职业防护规范》（T/SHNA 0007—2024），中国研究型医院学会发布的团体标准《复用医疗器械预处理操作规程》（T/CRHA 079—2024）等，这些团体标准的发布凝结了起草专家在这一领域多年的专业积累与循证实践，非常值得我们学习与借鉴。

【温馨提示】

我们需要了解的关于标准的相关知识。

1. 国内标准

《卫生标准管理办法》（国卫法制发〔2014〕43 号）规定卫生标准按适用范围可分为国家标准（含国家职业卫生标准）、行业标准和地方标准。按实施性质可分为强制性标准和推荐性标准。保障公众健康、安全的标准和法律、行政法规规定强制执行的标准为强制性标准，其他标准为推荐性标准。

（1）国家标准是指由国务院标准化行政主管部门编制计划，协调项目分工，组织制定（含修订），统一审批、编号、发布的标准，包括：GB——强制性国家标准；GB/T——推荐性国家标准；GB/Z——国家标准化技术指导性文件。法律对国家标准制定的内容另有规定的，依照法律执行。

（2）行业标准是在没有国家标准的情况下，全国某个特定行业因需要在一定范围内统一技术要求所制定的标准。行业标准分为行业强制性标准和行业推荐性标准。如：WS——卫生行业强制性标准，行政许可部门为国家卫生健康委员会；YY——医药行业强制性标准，行政许可部门为国家药品监督管理局。行业推荐性标准代号是在行业强制性标准代号后加"/T"，如《医务人员手卫生规范》（WS/T 313—2009）。

（3）团体标准是依法成立的团体，按照团体确立的标准制定程序、自主制定、发布并由社会自愿采用的标准。在标准制定主体上，鼓励具备相应能力的学会、协会、商会、联合会等社会组织和产业技术联盟协调相关市场主体共同制定满足市场和创新需要的标准，供市场自愿选用，增加标准的有效供给。在标准管理上，对团体标准不设行政许可，由社会组织和产业技术联盟自主制定发布，通过市场竞争优胜劣汰。

2. 国际标准

（1）国际标准化组织（International Organization for Standardization, ISO）是全球最大、最权威的非政府性综合性国际标准化专门机构，1990 年成立的 ISO/TC 198 国际标准化组织医疗保健产品灭菌技术委员会，主要致力于医疗保健产品的灭菌过程及工艺，相关设备及辅助产品的标准化工作。

（2）欧洲标准化委员会（European Committee for Standardization, CEN）是欧盟区域的主要标准组织之一，其在灭菌领域的技术委员会包括：CEN/TC 102 医用灭菌器技术委员会，CEN/TC 204 欧洲医疗器械灭菌技术委员会，CEN/TC 216 欧洲化学消毒剂和防腐技术委员会。

（3）美国灭菌标准技术委员会成立于 1967 年，是非营利性的国际性与专业性组织，其目标是提高对医疗器械的认识和使用水平，确保医疗机构开发、使用和管理安全有效的医疗技术。

🔊【趣味答题】　　　　　　🔊【科普视频】

# 02

# 穿衣戴帽，防护守牢
## ——消毒供应中心人员防护及着装要求

🔊 【情景故事】

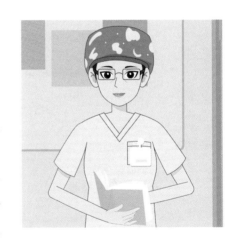

小白护士志忑地抱着安心护士长给她的消毒供应专业和医院感染控制相关书籍，坐在会议室里等待着带教老师。不一会儿，她听到背后传来一个温柔的声音："你是小白吗？我是静静老师。"小白护士回过头望去，看到一张消瘦却坚毅的脸庞，带着温暖的微笑。静静老师鼻梁上架着一副细框眼镜，明亮的眼睛透露出智慧和从容，显得格外专业。"是的，是的，静静老师。"小白护士马上回答。静静老师看到她手里拿着的书籍，微笑着抽出其中一本，边翻边说道："看样子，你已经拿到学习的法宝啦。今天我们要去的去污区需要按照这样的着装要求。"只见她熟练地翻到行业标准的第一部分附录 A，指着其中的内容说道："这里有详细的着装规范，包括手套、口罩、防护服等。按照这些标准操作，能最大限度地保障我们的安全和卫生。"

小白护士仔细看着静静老师指示的内容，心中稍微放松了一些。静静老师继续说道："每一步都非常重要，特别是在去污区这种高风险区域。你要记住，严格按照标准操作，是保证安全和质量的关键。"小白护士点了点头，心里对即将开始的学习充满了期待和信心。静静老师看出了她的紧张，温柔地拍了拍她的肩膀，说道："别担心，我们一步一步来，你会学得很快的，你先按去污区着装要求换好衣服，跟我进去污区。"

🔊【答疑解惑】

消毒供应中心各区域工作人员的防护及着装要求应符合 WS 310.2 附录 A《CSSD 人员防护及着装要求》。

**消毒供应中心人员的防护及着装要求**

| 区域 | 操作 | 防护着装 | | | | | |
|------|------|------|------|------|------|------|------|
| | | 圆帽 | 口罩 | 隔离衣/防水围裙 | 专用鞋 | 手套 | 护目镜/面罩 |
| 诊疗场所 | 污染物品回收 | √ | △ | | | √ | |
| 去污区 | 污染器械分类、核对、机械清洗装载 | √ | √ | √ | √ | √ | △ |
| | 手工清洗器械和用具 | √ | √ | √ | √ | √ | √ |
| 检查包装及灭菌区 | 器械检查、包装 | √ | △ | | √ | △ | |
| | 灭菌物品装载 | √ | | | √ | | |
| | 无菌物品装载 | √ | | | √ | △ # | |
| 无菌物品存放区 | 无菌物品发放 | √ | | | √ | | |

注：√为应使用；△为可使用；#为具有防烫功能的手套。

消毒供应中心工作人员的防护及着装要求主要基于以下理由。

（1）防止交叉污染：在去污区，工作人员穿戴隔离衣、手套、口罩、圆帽等可以有效阻隔微生物和其他污染物，避免病原微生物从环境或工作人员自身传播导致交叉污染。

（2）人员防护：防护装备如护目镜、防护面罩和防水围裙等能有效保护工作人员免受潜在的化学和生物危害，避免吸入或接触污染的气溶胶和清洗剂等化学物质，确保工作人员操作安全。

（3）保持清洁环境：在检查包装及灭菌区和无菌物品存放区，工作人员需要穿干净的工作服、专用鞋和戴圆帽，有助于保持环境的清洁状态，避免不洁物品的带入和扩散。

（4）符合规范操作：穿戴专用的鞋和清洁防烫手套等不仅提供了额外的物理保护，还基于对工作区域内各类设备设施的规范、安全操作。例如，在操作高温设备时，清洁防烫手套能够保护工作人员免受烫伤。

（5）维持职业形象和纪律：规范的着装不仅有助于维护消毒供应中心的专业形象，也反映了工作人员的职业纪律和对工作的尊重。

这些着装规定有利于消毒供应中心有效地维护一个清洁、安全且高效的工作环境，同时保障患者和医务人员的健康和安全。

🔊 【温馨提示】

（1）专用工作鞋选择：应具有防滑、耐湿、防污染、易清洗消毒等特点，去污区工作鞋还应具有防水性能，以确保在工作区域内的行走安全。专用工作鞋应定期清洗消毒，减少污染的可能性。

（2）更换工作服：定期或每日更换工作服。若工作服在工作中被液体浸湿或受到血液、体液等污染，应立即更换。工作人员外出时，应更换专用外出服和外出鞋。工作服应覆盖全身，为无菌或经过消毒处理，材质易于清洗和消毒，应为紧密编织、不易落絮。

（3）口罩使用：去污区工作人员宜选用外科口罩，这有助于更好地防止微生物的传播，保持个人卫生安全，处置特殊感染器械时应戴防护口罩。

（4）工作帽佩戴：工作时应佩戴圆帽，并确保佩戴时遮住全部头发，以减少清洗操作时被污染的清洗剂、水、血液、体液喷溅，同时防止工作人员的头发、头屑脱落飞扬，避免污染清洁、无菌物品。

（5）护目镜/防护面罩管理：使用护目镜/防护面罩时，内面为清洁面，避免用污染的手接触其内面，每班次使用结束后，一次性防护用品应一用一废弃，重复使用的护目镜/防护面罩应一用一清洗、消毒、干燥，确保下次安全使用。

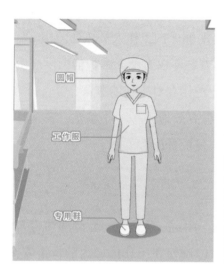
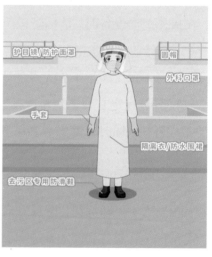

（6）隔离衣/防水围裙选择：应选择后开口、长袖的隔离衣或防水围裙，确保其能够遮盖住全部工作服和外露的皮肤，并具有防水性能。一次性隔离衣或防水围裙应一用一废弃，重复使用的应一用一清洗、消毒、干燥，若损坏则应及时更换。

（7）手套的使用：除在去污区佩戴手套外，在检查包装及灭菌区工作时，如果操作人员手部存在伤口、皮肤病变等疾患时，必须佩戴手套。操作时发现手套有破损时应立即更换。这不仅是对操作人员的保护，也是维持环境卫生的关键。

（8）不佩戴首饰饰品：首饰饰品特别是手部饰品，可能成为微生物、尘埃等污染物的附着点，增加交叉感染的风险，因此不建议在工作时佩戴首饰饰品。

🔊【趣味答题】　　🔊【科普视频】

# 03

# 精细分类，精准清点
## ——医疗器械、器具和物品清点分类的操作流程

　　场景切换：去污区是消毒供应中心对复用医疗器械、器具和物品进行回收、分类、清洗、消毒（包括运送器具的清洗、消毒等）的区域，为污染区域。

🔊 【情景故事】

　　在静静老师的带领下，小白护士按照去污区的着装要求穿戴完毕，紧张而期待地跟随着进入去污区进行实操。去污区的老师们看到新来的小白护士，纷纷热情地迎接她："小白，欢迎加入我们去污区的团队！"其中一位资深的老师笑着说道："今天是你的第一天，万事开头难，不过别担心，我们都会帮你的。"另一位老师补充道："只要你能顺利完成第一件事，后面的工作就会越来越顺利。"这时，回收车辆一辆接着一辆地回来了。静静老师拍了拍小白护士的肩膀，鼓励道："你跟着我，先看我是如何清点核查的。"静静老师边说边熟练地打开一个器械包，耐心地向小白护士示范每一步的操作："首先，我们要仔细检查每件器械的数量和状态，确保没有遗漏和损坏。然后，我们要核对清单，确认所有器械都完整无缺。"小白护士紧紧跟随，仔细观察着静静老师的每一个动作，心中暗自记下这些操作步骤。静静老师一边操作一边解释："清点核查是非常重

要的一步，关系到后续的清洗、消毒和灭菌，以及与临床科室的沟通。我们必须非常细致，确保每一个环节都不出差错。"小白护士点了点头，明白了这项工作的严谨性和重要性。另一位老师微笑着鼓励她："别担心，慢慢来，有什么不明白的就问我们。只要你用心学，很快就能上手的。"在老师们热情的欢迎和指导下，小白护士感到了一股暖意，心中对未来的工作充满了信心和期待。

🔊 【答疑解惑】

医疗器械、器具和物品清点是指对回收至去污区的已污染的复用医疗器械、器具和物品，按科室与物品种类进行数量、质量核查的过程。分类是指根据医疗器械、器具和物品的材质、精密程度、污染种类及程度、结构复杂性和功能等进行分别放置，等待后续处理的过程。清点、分类是去污区的重要流程，关系到整个消毒供应中心后续的工作效率和质量控制以及临床科室对服务工作的满意度，需要做好以下步骤。

（1）用物准备：确保防护用品齐全，包括手套、口罩、护目镜等；准备清点和分类所需要的物品及容器，检查其性能是否良好。

（2）核对科室信息：将密闭回收容器置于清点分类台上，请第二人共同核对物品来源科室，两人确认无误后进行下一步。

（3）核对器械物品：打开回收容器，逐一取出回收的医疗器械、器具和物品，置于专用托盘及垫巾上；认真核对器械与物品的数量、质量及各零部件完整情况。

（4）分类与保护：将清点完成的医疗器械、器具和物品置于专用清洗篮筐内，保证每个专科包或诊疗器械包单独置于一个清洗篮筐内；同类器械分类放置；穿刺针或精密器械注意保护，置于带硅胶软垫的精密清洗篮筐内；耐湿热与不耐湿热的物品分开放置；检查全套呼吸机外置回路物品

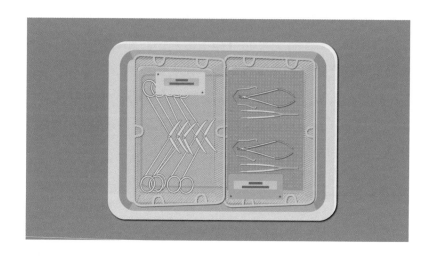

的完整性、匹配性，确保附件完整，做好标识；污染布类按种类分类置于专用回收容器内。器械分类时应双人现场核对，两人确认无误后再进行清洗处理。

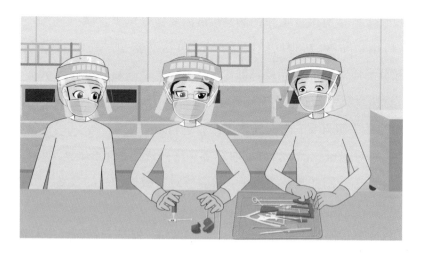

（5）信息核查与反馈：核查清点信息，确保所有数据正确无误后，录入信息系统。

（6）问题处理：如发现医疗器械、器具和物品有数物不符、损坏、功能缺失或预处理不符合要求的情况，应立即与相关临床科室沟通，解决问题。

通过规范执行以上步骤，确保去污区操作的准确性和高效性，进而提高后续工作流程的顺畅度，保障工作质量。

🔊 【温馨提示】

（1）双人清点：器械清点原则是双人清点，清点器械数量及检查功能完好性，减少人为错误的发生。

（2）持续培训：定期对参与清点和分类工作的人员进行培训，更新操作技能和安全知识，确保每位员工都熟悉最新的操作流程和安全规范。

（3）临床沟通：保持与临床科室相关负责人的良好沟通，确保在出现任何问题或异常时，能迅速联系到相关人员进行协调和处理。

（4）定期检查设备：定期对清点和分类使用的物品及工具进行维护和检查，防止物品及工具损坏或数量不足导致工作中断或安全事故。

（5）记录和追踪：确保所有操作步骤都有记录，便于追踪过程中的任何问题，并提供数据支持持续改进和质量控制。

（6）遵守个人防护措施：强调去污区个人防护措施的重要性，确保所有工作人员在操作前正确穿戴个人防护装备，并在操作过程中保持防护的有效状态。

（7）应急准备：突发事件的应急预案，包括人员针刺伤害、设备故障或严重污染事件的快速响应方案。

以上要点的实施，可以进一步保障清点和分类流程的安全、准确和高效，提升整个消毒供应中心的服务质量和运作效率。

【趣味答题】

【科普视频】

# 04

# "剂"到污除，各尽其用
## ——各种医用清洗剂的正确使用

🔊 【情景故事】

完成了一天的去污区跟班学习后，小白护士觉得时间过得飞快。然而，当天的学习任务量大，信息量多，让她感到有些疲惫和遗憾，因为有些细节她还没有完全掌握。于是，小白护士暗自下决心要学好每一个环节，希望自己能够更快地掌握这些知识，以便能更好地胜任这份工作。第二天，她早早地穿戴好去污区的着装，来到工作区。没想到静静老师比她还早，已经在进行每日设备运行前的检查。小白护士赶紧跟上去，静静老师看到她，笑着说："我已经确认过水、电、蒸汽、压缩空气都达到了设备的工作条件。现在，我们一起去检查一下医用清洗剂的储量是否充足。"小白护士连连点头，紧跟着静静老师来到清洗机旁。当静静老师打开自动清洗机边上的小门后，小白护士看到了几根抽吸管插在不同的瓶子里，不禁傻了眼："这些东西是什么呀？它们和清洗有什么关系呢？"静静老师耐心地解释道："这些都是医用清洗剂，每一种清洗剂都有特定的用途。不同的抽吸管就是用来分别输送这些清洗剂到清洗机里，保证每次清洗都能达到最佳效果。"

【答疑解惑】

医用清洗剂不仅种类繁多，分类方式也有很多种：根据 pH 的大小分为酸性清洗剂、中性清洗剂和碱性清洗剂；根据处理对象不同可分为腔镜器械专用清洗剂、内镜清洗剂、口腔器械清洗剂、眼科器械清洗剂等。此外，还可根据清洗剂的原料、用途目的来分类命名，如酶清洗剂、生物膜清洗剂、清洗润滑剂、除锈剂、除油剂、除垢剂、不锈钢黄斑清洗剂等。

下面着重介绍 WS 310.1—2016 标准中提到的几种关键的清洗剂，即酸性清洗剂、中性清洗剂、碱性清洗剂和酶清洗剂。

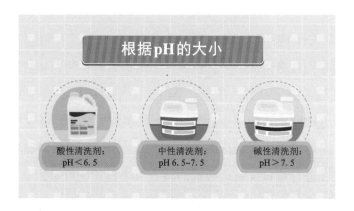

(1)酸性清洗剂：是指 pH <6.5 的清洗剂，对无机固体粒子有较好的溶解去除作用，对金属物品的腐蚀性小，对锈迹和顽固污垢的去除效果好，目前常用的酸性清洗剂有除锈剂、除垢剂、不锈钢黄斑清洗剂等。

(2)中性清洗剂：是指 pH 6.5～7.5 的清洗剂，对金属无腐蚀，可更好地保护清洗设备与清洗器械(特别是精密器械)的安全，适用于所有医疗器械、器具和物品的清洗。中性清洗剂作用相对较弱，在相同清洗条件下，往往不如酸性或碱性清洗剂清洗效果好。

(3)碱性清洗剂：是指 pH >7.5 的清洗剂，对各种有机物有较好的去除效果，对金属腐蚀性小，不会加快返锈的现象，对油脂类污物、顽固性污渍有较强的去除能力。通常，清洗剂溶液温度越高（在产品使用说明书规定的范围内），清洗的效果越好，尤其适用于骨科手术、普通外科腹腔手术、产科手术等过程中使用的有大量脂肪残留的器械，以及新器械首次使用前的除油处理。

（4）酶清洗剂：是指含酶的清洗剂，有较强的去污能力，能快速分解蛋白质等多种有机污染物。最常用的是中性多酶清洗剂，对金属无腐蚀性，适用于所有医疗器械、器具和物品的清洗。

清洗剂的合理使用，不仅要考虑器械的材质和污染物的种类，还需考虑清洗剂的配制比例和对水温的要求，以确保达到最佳的清洗效果。清洗剂的生产厂家不同，推荐使用的配比和水温也会有所区别，使用时应遵循产品的使用说明。

🔊【温馨提示】

（1）酶清洗剂配制后酶活性会逐渐下降，配制后使用时间应≤4小时，建议现配现用。

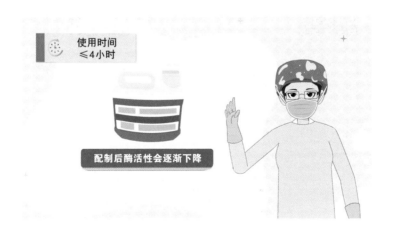

（2）用碱性清洗剂清洗后碱性残留难以彻底清除，需要用弱酸性中和剂进行中和处理。

（3）清洗剂开启后使用时间建议不超过1个月，或遵循厂家使用说明。

（4）污染物中的血液在40℃以上容易发生凝固现象，大大增加清洗的难度，因此对有明显血液污染的器械进行清洗时，清洗剂溶液温度建议在40℃以下或遵循厂家使用说明。

（5）酸性清洗剂不宜用于非金属和金属器械的光学部分（如内镜的镜头、橡胶部分）、刀片、钻头、穿刺针等的清洗。碱性清洗剂不宜用于塑胶制品、橡胶、软式内镜、含软金属（如金、银、铜、铁、铝）高精微医疗器械（因清洗后器械易发黑）的清洗。

🔊【趣味答题】　　　　🔊【科普视频】

# 05

# 巧除锈迹，护器如新
## ——器械锈蚀的原因及除锈处理

🔊 【情景故事】

　　小白护士恍然大悟，点点头，心中对清洗流程又多了一分理解。静静老师继续说道："我们每天都要检查清洗剂的储量，确保它们足够使用，这样才能保证设备的正常运转和清洗效果。"小白护士认真听着。在静静老师的介绍下，小白护士了解到医用清洗剂远不是她想象的那么简单，为了保证清洗质量，有许多细节需要注意。随后，她跟着静静老师来到储存间拿清洗酶准备更换，看到货架上有一个她从未见过的清洗剂，好奇地问道："这是什么？"静静老师顺着她手指的方向望去，微笑着说："哦，这是一种非常神奇的清洗剂，可以化腐朽为神奇，我们用来去除器械上的锈迹。""哦，除锈？"小白充满疑惑地问道。静静老师看出了她的疑惑，继续解释道："器械用久了，在血液等腐蚀下，表面的镀铬层可能会脱落，脱落的地方很容易生锈。这时我们就会用到这种神奇的清洗剂来去除锈迹，恢复器械的光洁度。"小白护士听后恍然大悟，点点头说道："原来如此，这样不仅能保持器械的清洁，还能延长它们的使用寿命吧？"静静老师笑着点了点头："没错，医用清洗不仅仅是表面的清洁，更是对器械的维护和保养。每一个步骤都有它的重要性，确保我们提供最安全、最可靠的医疗器械。"

🔊 【答疑解惑】

　　金属器械常用的基础材质多为不锈钢或碳素钢，其暴露在空气下易被氧化，导致腐蚀。为防止器械生锈，通常会在器械表层覆盖一层金属铬，镀铬层的铬含量和完整性是决定器械抗腐蚀能力的关键；一旦镀铬层受损，就会暴露出金属铁，导致器械生锈，金属铁被氧化形成三氧化二铁，而三氧化二铁质地疏松，极容易吸潮，继而形成锈。

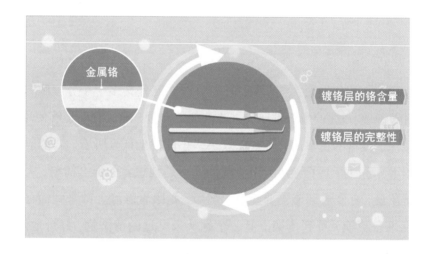

　　在医疗过程中，由于人体细胞外液中含有约 0.12% 的氯元素，器械在使用过程中无法避免与细胞外液接触，使用器械时，人体细胞外液中的氯元素对不锈钢材质的器械产生强烈的腐蚀作用。特别是使用后的器械没有及时清洗，器械上沾染的血液和体液等有机物中的盐类与碘类会进一步腐蚀镀铬层，铬层一旦被破坏，器械就容易生锈。

　　为了去除锈迹，可以使用专门的除锈剂。这类除锈剂的工作原理是通过其化学成分渗透锈层和任何表面杂质的裂痕，直达钢材表面。它们能有效溶解并剥离锈层和杂质，恢复器械的表面光洁度。常见的除锈剂成分包括磷酸、草酸和柠檬酸等，这些成分能够与铁锈反应生成可溶性盐，从而清除表面的铁锈。使用除锈剂时，应确保全面覆盖受影响区域，且根据产品说明书调整浸泡时间，以最大限度减少对器械本身的腐蚀影响。完成除锈处理后，应使用纯化水彻底漂洗以去除所有的化学残留物，干燥后使用医用润滑剂进行保护，防止再次生锈。

【温馨提示】

（1）选择合适的除锈剂：确保使用的除锈剂适用于医疗器械的材质类型。不同的材质（如碳素钢、不锈钢）可能需要不同类型的除锈剂。

（2）小范围测试：在应用未使用过的除锈剂前，先在器械的一个小区域进行测试，以观察其对材料的反应是否安全，确保不会损害器械的功能及完整性。

（3）遵循使用说明：仔细阅读并遵循除锈剂厂家提供的使用说明，包括应用方法、浸泡时间、合适的温度（60~80℃）及安全措施。

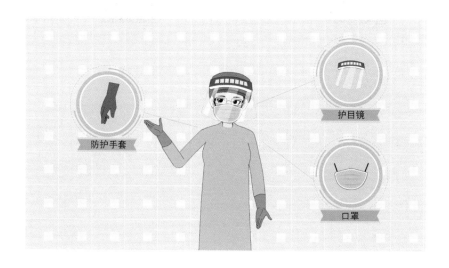

（4）佩戴个人防护装备：在使用除锈剂时，应佩戴合适的防护装备，如防护手套、护目镜和口罩，以防止皮肤接触和吸入化学物质。

（5）定期检查和维护：定期检查器械的镀铬层是否完整和有无锈迹，及时处理初期的锈蚀，避免锈蚀的扩散。

（6）处置化学废物：妥善处理使用过的除锈剂和其他化学废物，遵循当地环保法规，确保环境安全。

通过规范使用除锈剂，遵守以上注意事项，可以有效地去除医疗器械上的锈迹，同时保障器械的功能和操作人员的安全。

【趣味答题】　　　　　　　　【科普视频】

# 06

# 新器械变身记
## ——新器械的除油清洗流程

🔊 【情景故事】

随着一辆辆"下收"车辆的到来，去污区迎来了工作的高峰时段。工作人员在各自的岗位上熟练地进行分类和清洗等工作，整个区域显得忙碌而有序。静静老师带着小白护士来到分拣台前，各种不同材质的复用医疗器械、器具和物品整齐地摆放在分拣台上。静静老师从容地按照器械的材质和精密程度进行分类，同时向小白护士详细讲解分类和清洗工作的要点。

"这些不锈钢器械需要先进行初步的冲洗，以去除表面的大部分污染物。"静静老师边说边示范，"这些精密器械，比如显微手术用的钳子，需要特别小心，避免任何损伤。我们会使用专门的酶洗剂来处理这些器械。"

她接着说："塑料制品不能用高温清洗，必须使用中性清洗剂和温水处理。这些带有电子元件的器械，清洗时需要特别注意，避免水进入电路部分。"

静静老师又拿起一件从未使用过的器械："这种新器械不能直接清洗进行包装灭菌。因为器械在生产过程中会残留保护剂或润滑剂，这些都

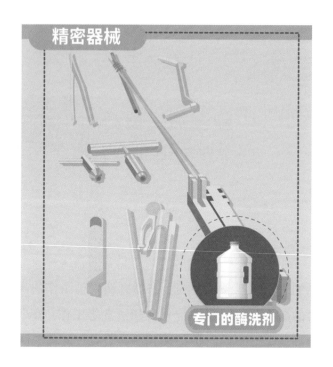

需要先行清理，以确保灭菌效果。"

小白护士听得认真，但对静静老师提到的新器械不能直接清洗使用感到疑惑。静静老师看出她的疑惑，再次解释道："新器械在生产过程中使用的润滑剂或保护剂，可能影响灭菌效果……"

🔊【答疑解惑】

新器械在首次清洗时，采用普通方法很难将其表面的黑色油污彻底清洗干净，因为新器械在出厂时，厂家为了保证器械在存储期间不被锈蚀和保持关节部位的灵活度，都会在器械表面喷上一层非医用级别的润滑剂予以保护。厂家使用的这类润滑剂不溶于水，这意味着用普通的水或一般清洗剂并不能将这些润滑剂彻底去除。这些润滑剂通常是非医用级别的，意味着它们的成分可能与我们人体组织不相融，如果在手术中使用这些未彻底清洗的新器械，残留的润滑剂一旦进入人体，很可能导致切口愈合不佳等不良事件的发生。如果新器械未进行除油处理或除油不彻底，可能会影响消毒剂、灭菌剂和蒸汽的穿透能力和作用效果，从而影响消毒和灭菌；经压力蒸汽灭菌后，会在器械表面形成黄斑，影响器械外观；还可能腐蚀器械，缩短其使用寿命。因此一定要做好新器械的除油、清洗处理。首先，仔细阅读产品说明书，判别新器械、器具的材质及适宜的清洗方法。其次，做好准备工作：按要求着装，准备好除油剂或其他碱性清洗剂、75%乙醇溶液或95%乙醇溶液。

除油清洗流程如下：

(1)按照除油剂使用说明书配制比例来配制稀释液。

(2)将待除油的器械全部浸泡入除油稀释液中，按规定的时间浸泡。

(3)除油浸泡后取出器械，并使用纱布仔细擦拭，直至无黑色油污。

(4)将除油后的新器械用流动水充分漂洗，以确保所有化学残留物都被清除。之后，彻底干燥器械，防止水分残留导致锈蚀或细菌生长。

(5)除油完毕进入正常清洗程序。

除油、清洗完成后检查新器械的清洗质量：用纱布或棉签蘸取75%乙醇溶液或95%乙醇溶液擦拭器械表面及卷边，观察纱布上无黑色油污，提示油污去除干净，器械、器具清洗质量达标，符合要求；确保所有器械在包装或储存前都达到无油污和无残留的标准。

🔊【温馨提示】

(1)详细了解新器械的材质：在开始清洗前，详细阅读和充分理解新器械的产品说明书，重点关注器械材质和推荐的清洗方法。这有助于选择合适的清洗剂和正确的方法，防止对器械造成损害。

（2）选择合适的清洗剂和工具：根据器械的特性和厂家的推荐，选择合适的除油剂和清洗工具，无专用除油剂也可选择碱性清洗剂。确保这些清洗剂能有效去除非医用润滑剂，同时不会对器械材质造成腐蚀或损害。

（3）记录和跟踪：记录每次清洗器械的详细信息，包括数量、使用的清洗剂、时间、操作人员等，以便于跟踪和质量控制。

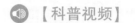 【趣味答题】　　　　　　　　🔊 【科普视频】

07

# 揭开用水之谜
## ——消毒供应中心不一样的水

🔊 【情景故事】

　　小白护士认真地听着，暗自记下每一个注意事项。静静老师继续说道："分类工作非常重要，它不仅影响清洗的效果，还关系到后续的消毒和灭菌。如果分类或处理不正确，可能会导致器械损坏或者清洗不彻底。"看到小白护士全神贯注的样子，静静老师鼓励道："别担心，刚开始你可能会觉得信息量很大，但会逐渐适应的。记住，有任何疑问都可以问我或其他同事。只要你用心学习，很快就能掌握这些技能。"小白护士点了点头。分类工作完成后，小白跟着静静老师戴上护目镜和面罩，端着一筐手术器械来到清洗池前。她看到每个水龙头上方都贴着不同的标识，有自来水、热水、软水、纯化水等，这让小白感到困惑，心想："洗器械的水也分这么多种吗？"静静老师好像看出了小白的疑惑，透过面罩对她说："你把面罩戴好了，保护好自己。先跟着我把这批器械处理完，等休息时，我再带你学习什么流程需要用到哪种水质的水。"小白护士点了点头，学着静静老师的模样，在液面下进行刷洗操作（手工预洗）。她看到静静老师熟练地在水中操作，用专用的刷子仔细清洗每一个角落，同时不断地冲洗器械上的残留物。两人工作了一段时间，专注于手中的器械。静静老师时不时检查小白护士的操作，给予她鼓励和指导。经过一段时间的认真清洗，终于把这批器械预洗完毕。静静老师取下护目镜和面罩，示意小白护士也这么做。随后，她指着不同水质的标识，耐心地解释道："不同的水质有不同的作用。自来水是最基本的清洗水，适用于初步冲洗；热水可以帮助溶解和去除脂肪类污染物；软水可以防止水垢在器械表面沉积；而纯化水则用于最后的终末漂洗……"

🔊【答疑解惑】

消毒供应中心常用的水包括自来水、软水、纯化水、酸化水，根据水温又分为冷水与热水。

（1）自来水：也就是我们平时的生活饮用水，属于硬水，水质需符合《生活饮用水卫生标准》（GB 5749—2022）的规定。常用于医疗器械、器具和物品的预处理、冲洗（精密器械除外），以及作为软水和纯化水的原水。

（2）软水：是自来水去除全部或大部分钙、镁离子后的水。软水在软化过程中，进行的是钠离子与钙、镁离子的交换，因此仅硬度降低，总含盐量不变。常用于器械（内眼手术器械除外）、器具和物品的冲洗、洗涤、漂洗。

（3）纯化水：又称去离子水，是自来水经蒸馏法、离子交换法、反渗透法或其他适宜的方法制成的纯净水，不含任何添加剂。纯化水包括一级纯化水和二级纯化水。一级纯化水电导率≤15 μS/cm（25℃），主要用于器械的终末漂洗和消毒。二级纯化水电导率≤5 μS/cm（25℃），是灭菌时产生蒸汽的供给水。

（4）酸性氧化电位水：简称酸化水，pH 2.0~3.0，是软水中加入低浓度的氯化钠（<0.1%），在电解槽中经过电解后，从阳极一侧产生的含有

低浓度有效氯、高氧化还原电位的酸性水溶液，具有高效的杀菌作用。适用于手工清洗后不锈钢和其他非金属材质的医疗器械、器具和物品灭菌前的消毒。

（5）热水：也就是加热后的水。器械在处置过程中，不同的环节对水温的要求也不同。手工清洗水温宜为15~30℃，超声清洗、机械清洗预清洗阶段水温宜<45℃，湿热消毒水温通常为90~100℃。

在清洗、消毒及灭菌过程中应根据需要正确选择用水。

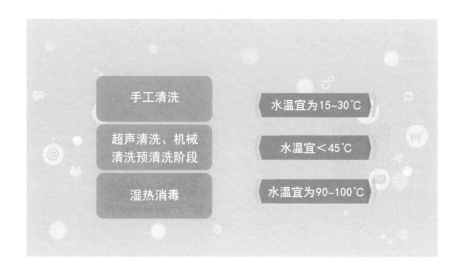

◀) 【温馨提示】

（1）水中的钙、镁盐沉积会形成水渍及水垢，氯离子会造成不锈钢器械点蚀生锈，硅酸盐会引起器械黄棕色或蓝紫色变色，水的蒸发残留物可在器械上形成污渍或导致器械腐蚀等。

（2）清洗剂的配制宜使用软水或纯化水，水溶性润滑剂的配制宜使用纯化水。

（3）除眼科基础器械外的眼内手术器械处理全程应选用纯化水或无菌水。

（4）酸性氧化电位水在使用前，应在现场出水口处采样检测 pH 和有效氯浓度是否达标。

（5）酸性氧化电位水对光敏感，有效氯浓度随时间延长而下降，宜现制现用；每次排放后应再排放少量碱性还原电位水或自来水，以免对排水管路造成腐蚀。

【趣味答题】　　　　　　　　【科普视频】

# 08

## 清洗 AI 小能手

——常用清洗消毒器的介绍

🔊 【情景故事】

　　小白护士认真地听着，心中恍然大悟。她明白了为什么清洗需要使用不同的水质，每一步都有其特定的作用和重要性。静静老师继续说道："清洗是保证灭菌效果的第一步。如果清洗不彻底，再先进的灭菌设备也无济于事。所以，我们必须严格按照规范操作。"小白护士点了点头，感受到了每一步工作的重要性。

　　随后，静静老师再次戴上护目镜和面罩，将预洗完的器械摆放在专用清洗篮筐中。小白护士跟着静静老师，将它们推到超声波清洗器前。清洗槽内已经注入适量的软水，清洗剂也已按比例添加。只见静静老师熟练地将篮筐浸没在水面下，确保管腔内也注满了水，然后盖上超声波清洗器的盖子，按下启动键，动作一气呵成。做完这些后，静静老师取下护目镜，对着小白说道："超声波清洗器只是我们常用的清洗设备之一，它利用超声波的震荡作用，将污物从器械表面和内部彻底剥离。"小白护士听后，感慨道："原来如此。这种方法确实很有效，看似简单的清洗竟然有这么多的清洗设备。"静静老师说："那还远远不止这些，现代化的消毒供应中心清洗消毒设备种类多，分类细，可以满足不同医疗器械、器具和物品的清洗需求，也只有这样我们才能跟上医学发展的步伐……"

🔊 【答疑解惑】

消毒供应中心常用的清洗消毒设备有全自动清洗消毒器、超声波清洗器、内镜清洗消毒器、大型清洗消毒器等。

（1）全自动清洗消毒器：即人们通常所说的清洗机，是对医疗器械、器具和物品进行清洗消毒的设备，能够自动完成预洗、洗涤、漂洗、终末漂洗、消毒、润滑、干燥等流程，适用于耐湿热的医疗器械、器具和物品的清洗消毒。

全自动清洗消毒器根据清洗方式不同分为喷淋式和减压沸腾式；根据清洗用水加热方式不同分为电加热型和蒸汽加热型。

①喷淋式全自动清洗消毒器：该设备依靠喷淋系统，通过高压水流对器械进行喷淋清洗，高效清除医疗器械表面的污染物，并在高温下对器械进行消毒，利用热风循环进行干燥，对器械表面的清洗效果较好。目前常用的有单舱机型和多舱机型（长龙清洗机）两种类型。单舱机型是在一个舱体内完成所有的流程，而多舱机型拥有 3~4 个舱体，每个舱体负责 1~2 个流程，支持同步进行，适合大量清洗消毒任务。

②减压沸腾式全自动清洗消毒器：该设备通过减压沸腾技术，实现对医疗器械的清洗、消毒、干燥，即清洗液加热的同时，对清洗舱进行抽真空减压，使清洗液在低温低压（50℃，123 mbar）下沸腾，通过液相脉冲（舱底部注气，使清洗液突沸，产生大量气泡）与气相脉冲（舱体顶部注气急速升压，管腔内蒸汽迅速液化，体积缩小，水向管腔内流动）对器械的表面与管腔进行反复冲刷，达到清洗消毒的目的。优点是可以混合装载，对器械的摆放无特殊要求，无须配备专用清洗层架，管腔器械无须进行插管连接等。适用于腔镜器械、管腔器械及结构复杂

器械的清洗消毒。

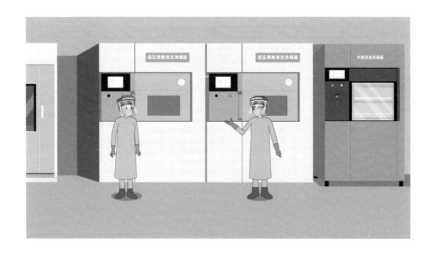

（2）超声波清洗器：该设备利用超声波在水中的振荡产生"空化效应"进行清洗。适用于耐湿热的医疗器械、器具和物品，尤其是管腔及结构复杂器械的清洗。常见的机型包括台式、槽式和预真空型。超声清洗原理为存在于液体中的微小气泡（空化核）在超声波的作用下振动、生长并不断聚集声场能量，当能量达到某个阈值时，空化气泡急剧破裂并产生高温、高压及震荡波，而此震荡波可使物件上的污物迅速粉碎、松解和剥离。超声波清洗器通过调节超声波频率，可以满足不同结构、材料或深孔器材的清洗需求。清洗时，也应注意避免因驻波现象引起的清洗盲区。可通过改变布阵方式、选择扫频超声、选择变频超声来消除清洗盲区。常作为手工清洗或机械清洗的预清洗手段。

（3）内镜清洗消毒器：该设备使用化学消毒方式对内镜进行清洗和消毒，可用于处理能浸在水或水溶液中的不耐热的柔性内镜。处置程序包括泄漏测试、冲洗、酶洗、漂洗、消毒、终末漂洗、干燥、自身消毒等。软式内镜清洗消毒的效果优于纯手工清洗，具有操作方便、节省人力、减少消毒液的暴露及气溶胶的产生等优点。适用于胃镜、肠镜、十二指肠镜、结肠镜、支气管镜、膀胱镜、胆道镜等软式内镜的清洗与消毒。

(4)大型清洗消毒器：也叫大型推车清洗机或大型物品清洗机，是目前清洗消毒设备中用于对污车、病床、硬质容器盒、拖鞋、大型器械等物品进行清洗消毒的设备，能够自动完成预洗、洗涤、漂洗、终末漂洗、消毒、干燥等流程，适用于耐湿热的器具和物品的清洗消毒。相较于传统的手工清洗而言，效率要高4~5倍，同时也减少了对水和相关的清洗类耗材的用量需求。大型清洗消毒器根据安装方式不同可分为地坑式和地面式。

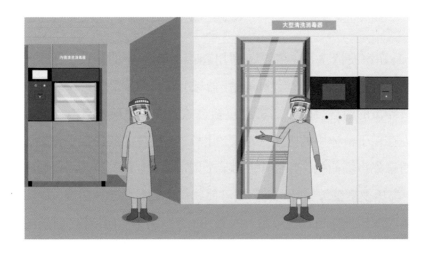

🔊【温馨提示】

(1)定期维护与每日清洁：各清洗设备须定期进行维护保养，在每日运行前后进行清洁处理，清洗监测与维护的记录应按要求保存至少6个月，以供审核和跟踪。

(2)隔离功能：双门型全自动清洗消毒器具有装载和卸载的独立门，

可以作为污染区与洁净区的一道隔离屏障，不能同时打开。

（3）对于全自动清洗消毒器，每日使用前，应检查水、电、压缩空气、清洗剂、润滑剂是否符合工作需求；同时检查舱体、抽吸泵、舱门、密封圈、旋转臂与喷淋孔（喷淋式）等部件的功能是否正常。运行中，需要观察机器工作状态、有无异常报警及喷淋臂的出水和旋转情况（喷淋式），确保全面清洗到位。运行后，应检查舱内是否有掉落的配件、器械及杂物等，并打印物理监测单，确认设备运行的物理参数符合要求。

（4）对于超声波清洗器，运行前，需检查水、电、压缩空气及清洗剂是否符合工作需求，清洗前应预热水温（<45℃），排除水中的空气（可空载运行一次），对器械进行初步手工冲洗去污。清洗时，将器械放入篮筐内（严禁直接放于清洗槽底部），完全浸没在水中，并确保管腔器械内部注满水（倾斜放置）。清洗时间通常为 3~5 分钟，不宜超过 10 分钟，精密器械如眼科显微手术器械的清洗时间不应超过 1 分钟，但超声乳化手柄、注吸器、笛针等禁止使用超声波清洗器。

（5）超声清洗频率选择：超声清洗的频率应根据器械的材质进行合理选择，以优化清洗效果并防止损害敏感材质。眼科显微手术器械进行超声清洗时，超声频率宜为 80~100 kHz。

（6）使用内镜清洗消毒器时，内镜清洗时冲洗水温应<45℃，冲洗或清洗用水应在每次使用后排放，不得重复使用，干燥阶段结束后内镜管腔应无明显水分残留。

（7）不适宜使用全自动清洗消毒器和超声波清洗器清洗的器械包括：电动器械、气动装置、光学元件（光纤）、连接线缆（摄像线、电凝线等）、易碎易损物件及其他不耐湿热的器械物品。此外，塑料、橡胶、软木等材质的物品以及镜头也不适宜进行超声清洗。

【趣味答题】

【科普视频】

# 09

## 清洗装载有妙招
——医疗器械、器具和物品机械清洗消毒的正确装载

🔊 【情景故事】

　　器械的超声清洗完成后，静静老师带着小白护士，将准备进行高水平消毒的物品按装载要求置于专用清洗架上，然后推向全自动清洗机。"嘀、嘀、嘀"，静静老师熟练地在控制面板上选择清洗程序，同时不断地向小白护士介绍清洗机的使用方法，语气中透露出对现代化信息化清洗系统的一丝骄傲。

　　"这台全自动清洗机有多种清洗程序，"静静老师一边操作一边解释道，"我们根据不同的器械类型和污染程度来选择相应的清洗模式，这里的每一步都经过精确计算，确保清洗效果达到最佳。"

　　小白护士认真听着，眼睛紧盯着控制面板，生怕错过任何细节。静静老师接着说道："这台机器不仅节省了大量人力，还大大提高了清洗效率和效果。通过信息化管理，我们可以实时监控清洗过程，确保每一批器械都能得到彻底清洗和消毒。"

　　"这样既能保证器械的安全使用，还能延长它们的使用寿命。"小白护士点头说道。

　　静静老师微笑着点头："没错，现代化的清洗设备和信息化管理系统

让我们的工作更加高效、精准，也更安全。通过这些技术手段，我们能够更好地保障患者的医疗安全和健康。"

【答疑解惑】

正确的装载步骤和技巧对于确保待清洗消毒物品的有效清洗和消毒至关重要。以下是机械清洗前正确装载的一些关键点。

(1)装载前准备：首先，确保进清洗消毒器前的医疗器械、器具和物品预处理到位；其次，准备功能良好的装载篮筐或装载架；再次，确保清洗机处于完好备用状态。

(2)分类和分拣：将待清洗消毒的物品按材质、大小和清洗要求分类，操作中确保易损和精细器械得到特别保护，避免在清洗过程中受到损坏。

(3)拆解和开放：对于可拆解的器械，应完全拆开各个部件，包括拆卸所有可移动部件和打开所有可开启的连接，以便能清洗到每个部件表面。

(4)正确装载：使用适合的装载篮筐或专用清洗架，确保每件器械都稳妥放置，放置不当可能导致器械之间相互遮挡，影响有效清洗；容器和管道类器械应开口朝下或倾斜放置，以便排出清洗和消毒过程中残留的水分。

(5)避免过载：避免装载篮筐或专用清洗架过载。超载可能导致清洗剂和水无法覆盖所有器械，不能有效清洗，影响清洗质量。

(6)选择合适的清洗程序：同一材质和类型的医疗器械、器具和物品装载在同一个装载架上，不同清洗程序的医疗器械、器具和物品不要混装。根据材质和污染程度选择合适的清洗和消毒程序，确保能达到有效清洗和消毒的目的。

通过遵循这些步骤，可以确保医疗器械、器具和物品在清洗机中得到有效的清洗与消毒，保障清洗消毒的质量。

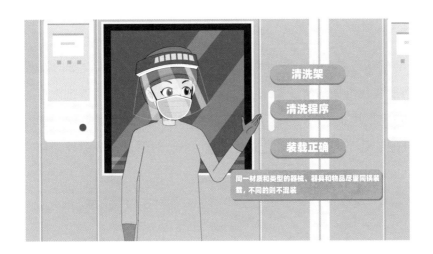

🔊【温馨提示】

在装载操作前后我们还需要关注这些细节。

（1）环境条件：确保装载区域干净，并具有足够的照明，这有助于减少交叉污染的风险，同时保证操作人员能够清楚地看到并处理器械。

（2）检查清洗剂：在装载清洗消毒前，检查所使用的清洗剂是否适用于待清洗消毒物品的材质，确保清洗剂未过期且数量充足。检查清洗机抽吸管是否抽吸正常。

（3）装载顺序：按由重至轻的顺序装载器械，确保较重的器械不会压在较轻、较脆弱的器械上。这有助于防止器械在清洗过程中因压力或摩擦而被损坏。

（4）特殊材料的处理：对于特殊材料如玻璃、陶瓷或某些塑料，按说明书的要求选择合适的超声波功率或选择更温和的清洗方式，以避免损害这些敏感材质的器械。

（5）安全操作：在进行分类、装载和操作清洗机时，应做好个人防护，防止接触可能的污染物。另外，搬运器械时注意合理用力，避免碰撞和扭伤等。

（6）确认设备设置：在启动清洗程序之前，再次确认设备的设置是否符合当前装载器械的清洗要求，包括水温、运行时间和清洗剂浓度等。

（7）定期维护装载工具：定期检查和维护使用的装载篮筐、专用清洗架和其他装载工具，确保功能完好无损，不会对器械造成意外损伤。

🔊【趣味答题】　　　　　🔊【科普视频】

# 10

## "气"与"汽"之别样魅力
——消毒供应中心压缩空气和蒸汽的应用

🔊 【情景故事】

随着启动键的按下，全自动清洗机开始卖力地工作起来。这时正是工作高峰时段，所有全自动清洗机全部启动，场景壮观，特别是比人还高的大型清洗机。小白护士不由往后退了几步，看到有的旋转臂在转动，水流像喷泉散开，冲洗在器械上发出"哗哗"的声音，有的清洗剂的泡沫打在玻璃窗上……突然，2号清洗机出现了报警声。静静老师立即上前查看，小白也跟了上去，只见操作屏幕上显示：蒸汽压力不足。

小白护士不解地问道："蒸汽不是在灭菌时才需要吗？跟清洗机有什么关系呢？"

静静老师耐心地解释道："其实，现代清洗设备不都是用电加热，有些也接入了蒸汽汽源，蒸汽在清洗过程中主要用于水的加热，比电加热速度更快。有些设备不仅在主洗和消毒阶段有蒸汽的加热，还在干燥程序中用到蒸汽加热，当然这跟设备的配置和使用程序有一定关系，现在清洗机在报警，我们先看看蒸汽的压力表显示有多高的压力，看是什么原因导致的压力不足。"

刚说着，8号长龙清洗机也出现报警声，操作屏上显示：压缩空气压力不足。怎么这么巧，两台机器同一时间都出现故障，小白护士更加搞不清楚状况了，着急地问静静老师："怎么又有个压缩空气，这个气和蒸汽有什么区别啊？"

静静老师非常沉着地对她说："不要着急，我先排查一下设备出现故障的原因"。接着她打电话与后勤部门及设备工程师沟通起来，逐一处理好问题后，才空出时间来耐心地向小白讲解压缩空气和蒸汽的知识。

🔊 【答疑解惑】

压缩空气：是指经过机械压缩（通常是压缩机）后的空气（如将常压下 1 立方空气压缩到 0.5 立方或更小的体积），具有密度大、体积小、压力高等特点，是一种重要的动力源。与其他能源相比，压缩空气具有无色透明、制取方便、输送方便、无起火危险，以及能在许多不利环境下工作等优势。

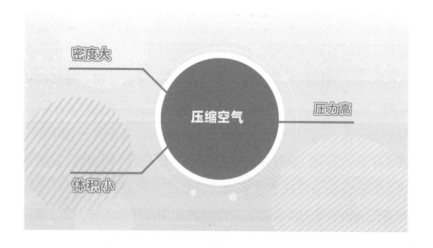

在消毒供应中心，需要压缩空气的设备设施有压力气枪、清洗设备与灭菌设备等，主要用于器械的干燥、设备气动阀门的开启和门的气动密封

技术。在部分清洗或灭菌设备中，气动阀门被用于控制进水、排水、抽真空和进蒸汽等操作，这些阀门的开启和关闭通常需要压缩空气来提供动力。门的气动密封技术需要用压缩空气注入密封槽内驱动门封，使门封与密封面形成高压而达到密封的效果。

蒸汽：是水吸收热能后温度升高至沸点所形成的水汽，是一种重要的灭菌介质，能在高温高压下将热能传递给微生物，让微生物升温导致其蛋白质及核酸变性而死亡。消毒供应中心需要蒸汽的设备设施有蒸汽加热型清洗消毒器、蒸汽清洗器、压力蒸汽灭菌器等，常用于耐湿热的医疗器械、器具和物品的清洗、消毒与灭菌。

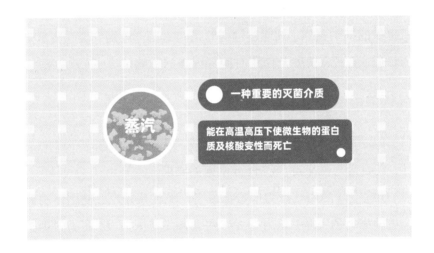

蒸汽有饱和蒸汽和过热蒸汽两种状态。饱和蒸汽是指在单位时间内，进入蒸汽空间的分子数目与返回液体中的分子数目相等时，蒸发与液化处于动态平衡的蒸汽，其热含量较高，热穿透力较大，灭菌效力高。高温蒸汽灭菌就是使用饱和状态的蒸汽。过热蒸汽是指温度高于相应压力下水的沸点的蒸汽，虽然其温度高于饱和蒸汽，但若用于脉动真空灭菌器灭菌（湿热灭菌），其在灭菌过程中冷凝水的形成相对少（从而难以达到湿热灭菌的条件)，相当于在进行干热灭菌(但灭菌程序不是干热灭菌程序，灭菌温度、时间均达不到干热灭菌要求)，容易导致灭菌失败。过热蒸汽是脉动真空灭菌器灭菌时异常的蒸汽状态。

蒸汽质量是灭菌成功的关键因素之一。影响蒸汽质量的主要因素包括水质、蒸汽发生源和输送管道。水中的杂质和离子会影响蒸汽的质量和稳定性，用于灭菌蒸汽的供给水水质应为二级纯化水，其电导率≤5 μS/cm(25℃)。蒸汽发生源有蒸汽发生器和外接蒸汽两种。蒸汽发生器可直接产生蒸汽。其分为独立蒸汽发生器和内置在灭菌器中的蒸发器两种形式。因其质量、稳定性与灭菌器匹配度高，出厂前厂家通常会进行统一验证测试，故其蒸汽质量通常高于外接蒸汽。外接蒸汽通常是指锅炉房所提供的锅炉蒸汽，其通过输送管道与灭菌器连通，蒸汽质量受输送管道的材质、管径、长度及使用时间等因素的影响。

🔊【温馨提示】

(1)消毒供应中心使用的压缩空气应当是经过过滤处理后的清洁压缩空气，其质量与洁净度应符合行业相关要求。

(2)压缩空气的用气压力应遵循设备厂家使用说明，使用压力调节阀匹配合适的压力值，避免压力过大导致设备或器械损毁、压力过低达不到使用效果。

(3)蒸汽过湿指蒸汽中含水量高(即干度值低于0.95)，是引起湿包(灭菌冷却后的灭菌包包内或包外存在潮湿、水珠等的现象)的常见原因。

(4)蒸汽冷凝物是反映压力蒸汽灭菌器蒸汽质量的指标之一，其电导率应≤3 μS/cm(25℃)。

【趣味答题】 【科普视频】

# 11

## 谈"特"色变，不必惊慌
——特殊感染器械的规范处置流程

【情景故事】

时间过得真快，一转眼大半个月过去了。小白护士也从一位懵懵懂懂、对一切都感觉新奇的新人变成了可以单独完成基本操作的去污区工作人员。这天，她刚忙完手上的事情，就听到静静老师接到一个来自临床科室的电话，得知下一批回收车里有一个艾滋病患者使用过的器械包。

小白护士听到后，小学霸脑袋里马上想到课本上学习到的艾滋病的传播途径——通过血液及血制品传播。她心想："这可是直接接触过艾滋病患者的器械，太可怕了！培训这么久确实也没看到老师处理过特殊感染的器械。"她不由得看向贴着"特殊感染器械处置室"的标识牌。这一回头被静静老师看到了，静静老师会心一笑，说道："小白，是不是觉得艾滋病是特殊感染？"

"当然啊，艾滋病还不算特殊感染吗？"小白护士疑惑地眨了眨眼睛，看着静静老师。

静静老师耐心地解释道："艾滋病确实是一种有传染性的疾病，但在我们的工作中，它并不算是特殊感染。特殊感染通常指那些传染性极强且难以灭活的病原体感染，比如气性坏疽、朊毒体等。艾滋病病毒——人类免疫缺陷病毒（human immunodeficiency virus，HIV）是很容易被灭活的，只要我们严格按照标准操作程序进行清洗和消毒，就可以确保安全。"

小白护士听后，心中稍微放松了一些，但还是有些不安地问道："那如果是特殊感染器械，我们应该怎么处理呢？"

【答疑解惑】

在消毒供应中心，特殊感染器械是指被朊病毒、气性坏疽及突发原因不明的传染病病原体污染的医疗器械、器具和物品，使用后应使用双层防渗漏封闭包装，并标明感染性疾病名称及科室名称，通知 CSSD 密闭式单独回收处理。

（1）回收人员按要求规范着装——穿防护服、戴圆帽、戴口罩、戴护目镜、穿外出鞋、戴手套。使用特殊感染专用回收车沿污物回收路线到达回收科室，将标识正确的清洁容器替换已存放特殊感染器械的专用回收容器，双层封闭包装并明显标注感染性病原体名称，放入回收车内。

（2）沿污物回收路线单独将特殊感染器械回收运至消毒供应中心去

污区特殊感染器械处置室。

（3）卸载回收容器交去污区工作人员处理并做好交接。

（4）单独清洗、消毒回收车辆和容器后，脱手套，脱防护服，规范洗手，做好终末处置。

（5）清洗人员做好二级防护措施，根据不同的感染源选择相应的处置方式。

①被朊病毒污染的医疗器械、器具和物品清洗消毒：先用特殊感染专用浸泡槽配制适量的1%氢氧化钠溶液，将待清洗的医疗器械、器具和物品浸泡于溶液中60分钟；再按照耐湿、耐热的医疗器械、器具和物品的处置流程进行清洗、消毒、干燥、检查、包装，以及压力蒸汽灭菌处理。灭菌应采用134~138℃，18分钟；或132℃，30分钟；或121℃，60分钟。

②被气性坏疽污染的医疗器械、器具和物品清洗消毒：应先消毒，后清洗，再灭菌。先采用含氯或含溴消毒剂1000~2000 mg/L浸泡30~45分钟，有明显污染物时采用含氯消毒剂5000~10000 mg/L浸泡至少60分钟，再按照耐湿、耐热的医疗器械、器具和物品的处置流程进行清洗、消毒、干燥、检查、包装，以及压力蒸汽灭菌处理。

③被突发原因不明的传染病病原体污染的医疗器械、器具和物品的清洗消毒处理应符合国家当时发布的规定要求。

④处置完毕后对清洗消毒设备、设施进行清洁、消毒，做好终末处置。污水排放符合行业标准要求。

（6）按照标准预防要求进行脱防护用品及手卫生。

🔊 【温馨提示】

（1）确诊或疑似特殊感染患者使用后的医疗器械、器具和物品，如果不能水洗或高温灭菌，宜按特殊医疗废物焚烧处理。

（2）采取严格的隔离措施，特殊感染器械应在特殊感染器械处置间进行清洗和消毒，以防止与其他医疗器械交叉污染。确保这些区域有明确的标识，并且所有涉及处理的工作人员都明白其重要性。

（3）所有回收到消毒供应中心的特殊感染器械均应进行详细记录，包括医疗器械、器具和物品的种类、来源、处理时间、使用的清洗、消毒及灭菌方法和结果。规范、完整的记录有助于追踪感染源，同时也是质量控制的重要组成部分。

🔊 【趣味答题】　　　　🔊 【科普视频】

# 12

## 清洗监测，守护无菌
——医疗器械、器具和物品清洗质量的日常与定期监测

🔊 【情景故事】

在一个周五的上午，静静老师拿了很多小卡片递给小白护士，准备带着她一个一个地放置在不同清洗架的不同位置。小白护士接过这些小卡片，心中充满疑惑："这是在做什么实验吗？"还没等她开口，静静老师已经看出了她的疑惑，笑着说："昨天下午工程师调试了一下外来医疗器械清洗程序的参数，我们今天要对这个程序做一个检测，评估一下它的清洗效果，这些小卡片是清洗过程监测卡。它们上面涂有特殊的试剂（模拟实际污染物），清洗后通过观察模拟污染物的残留来帮助我们判断清洗效果。我们将测试卡放置在清洗层架上最难清洗的地方，等清洗程序完成

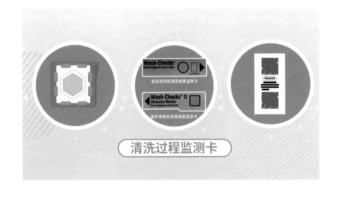

清洗过程监测卡

后，再来查看这些监测卡是否发生变化，如果最难清洗位置的监测卡都显示清洗干净，就表明这次清洗程序运行有效。我们现在做的还只是对清洗机清洗过程的一个监测，关于清洗监测还有很多方法，待会再跟你详细讲解。"小白护士认真地点了点头，心中对清洗工作又多了一分理解和敬畏，深刻感知了清洗监测的必要性。她跟随着静静老师，将这些监测卡分别放置在各个清洗架的不同位置，然后一起启动了清洗程序。她明白了，清洗工作不仅仅是表面的清洁，更是对细节的认真处理和对质量的严格控制。每一个环节都是为了确保最终的清洗效果，保障患者的安全。静静老师拍了拍小白护士的肩膀，鼓励道："你已经做得很好了，继续保持这种认真和细心的态度，你一定会成为一名优秀的去污区工作人员。"

🔊 【答疑解惑】

消毒供应中心清洗质量的监测包括对清洗消毒器及其质量的监测，以及对医疗器械、器具和物品清洗质量的监测。

清洗消毒器及其质量的监测包括日常监测和定期监测。日常监测是对每一批次清洗消毒器的物理参数及运转情况进行监测并及时记录。定期监测是对清洗消毒器的清洗效果定期采用清洗效果测试物进行监测，当清洗物品或清洗程序发生改变时，也可采用清洗效果测试指示物进行清洗效果的监测。

医疗器械、器具和物品清洗质量的监测分为日常监测、定期抽查两种方式。日常监测在日常检查包装时进行，主要方法有目测法、带光源放大镜检查法，检查清洗后的器械表面及其关节是否齿牙光洁，无血渍、污渍、水垢等残留物质和锈斑。定期抽查是按日常监测方法，每月随机抽查 3~5 个待灭菌包内全部物品的清洗质量并记录监测结果。医疗器械、器具和物品的清洗效果可定期采用定量检测的方法进行评价。定量检测包括三磷酸腺苷(ATP)生物荧光监测法、蛋白残留量测定法等。

(1)ATP生物荧光监测法：是通过细胞内ATP与荧光素酶反应发光原理，监测被测物品微生物污染和有机物(如血液、体液、分泌物等)残留程度的一种检测方法。ATP是细胞内能量来源，以相对稳定的浓度普遍存在于微生物、体液和体细胞中。利用荧光素酶在镁离子、ATP、氧的参与下，催化荧光素氧化脱羧，产生激活态的氧化荧光素，放出光子，产生560 nm的荧光，在裂解液的作用下，细菌裂解后释放的ATP参与上述酶促反应，用荧光检测仪可定量测定相对光单位值，换算出ATP的含量，借此测量微生物或有机物在物品表面的残留程度。因其与细菌菌落计数法有很大的相关性，常用于环境清洁度和医疗器械、器具和物品清洗效果评价。

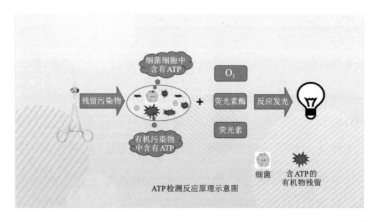

ATP检测反应原理示意图

(2)蛋白残留量测定法：是指利用蛋白质的颜色反应原理，借助可以进行对应颜色光波量检测的光学检测设备，定量检测对应光波的吸收量，从而换算得出蛋白质残留量。可以用于医疗器械、器具和物品表面蛋白残留量的检测，从而进行清洗效果评价。

蛋白残留测定法的操作流程：打开检测设备进行预热→启动自检程序→按说明书要求取出采样棒或采样拭子→对清洗后器械表面进行涂抹→按照说明书要求混合底部的反应液并摇匀→将采样棒插入检测设备

中→读取检测结果并记录。

🔊【温馨提示】

（1）清洗消毒器新安装、更新、大修、更换清洗剂、改变消毒参数或装载方法等时，应遵循生产厂家的使用说明书或指导手册进行检测，清洗质量检测合格后，清洗消毒器方可使用。

（2）清洗效果测试物的监测方法应遵循生产厂家的使用说明书或指导手册。

（3）定期对所有用于监测的设备和工具进行校准和维护，有助于保证测试结果的准确性和可靠性。不准确的设备可能导致误判，从而影响结果。

（4）在进行 ATP 生物荧光监测法或蛋白残留量测定法等敏感测试时，应控制测试环境，避免交叉污染。例如，保持测试区域的清洁、干燥，并避免外来干扰，如空气中的尘埃或化学品等。

（5）记录和跟踪：对所有清洗、消毒监测的结果进行详细记录，保存期≥6个月。并在发现问题时及时采取改进措施。记录内容应包括清洗对象的详细信息、使用的测试方法、测试结果、采取的措施及后续的跟进结果，这些有助于后期进行清洗质量分析，从而不断优化清洗流程。

🔊【趣味答题】　　　　🔊【科普视频】

# 13

## "针"锋相对，从容应对
### ——锐器伤职业暴露应急处置

🔊 【情景故事】

　　小白护士看着静静老师将合格的清洗质量监测卡贴到资料本上，并详细记录着时间、物品、清洗锅号等信息，对所做的每一项工作都做到了有记录可查，足以体现消毒供应中心人员工作的严谨与专业。静静老师整理完资料，对小白护士说："一个月过得真快，你马上就完成去污区的培训了。待会儿有理论授课，下课后要对你进行去污区工作的考核，你做一下准备吧。"小白护士连连点头，自信地回应着："好的，老师。"

　　会议室里，静静老师打开电脑和投影仪，做着理论授课的准备。小白护士也拿着笔记本推门进来。一进会议室，她就看到一位戴着紫色帽子的护士坐在那里。这位护士穿着整洁的工作服，身姿挺拔，神情专注，显得非常严谨。"小白老师，您好！我是从县医院来进修的笑笑，目前在检查包装灭菌区学习。听静静老师说下午有一堂关于职业暴露的业务学习课，我也

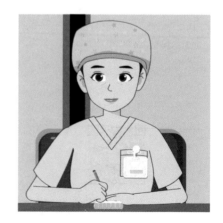

想来学习一下。"她礼貌地自我介绍道。"老师您好，很高兴认识您。"小白护士微笑着回应。静静老师一边微笑着听她们做自我介绍，一边打开PPT，屏幕上几个红色的大字"职业暴露之锐器伤"映入眼帘。静静老师开始授课，指着屏幕上的锐器伤说道："重点环节的应急预案有很多发生在去污区，最常见的职业暴露就是锐器伤，职业暴露的防护工作关系到我们的健康和安全。大家一定要高度重视，严格按照规范操作，保护好自己。那么，当我们发生锐器伤时应该怎么做呢？"

🔊【答疑解惑】

消毒供应中心人员在从事医疗器材的回收、清点、分类、清洗、包装等工作时，若意外被患者的血液、体液污染了皮肤和黏膜或被锐器如针头、刀片及其他锐器所伤，有可能被感染乙肝、丙肝、艾滋病等血源传播性疾病。因此应对消毒供应中心人员进行职业安全教育，正确使用防护用品，采取有效的防护措施，避免职业暴露的发生，同时要求临床科室预处理时一定要处理好锐器。发生锐器伤职业暴露后的处理流程如下：

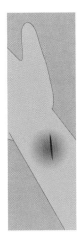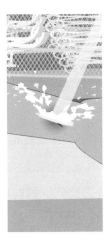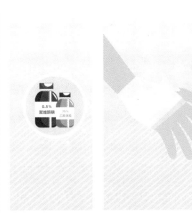

（1）应立即挤出伤口血液，由近心端向远心端挤压，然后在流动水下反复冲洗至少5分钟，再用0.5%聚维酮碘溶液或75%乙醇溶液消毒。

（2）根据受伤程度进行包扎或缝合处理。

（3）调查锐器来源，查找使用者的资料。

（4）根据医院相关管理要求，逐级上报护士长、护理部及医院感染管理部门，填写相关"职业暴露登记表"并上交医院相关职能部门备案。

（5）医院感染管理部门应负责评估职业暴露情况，必要时到相关感染专科就诊。首先确定暴露源是否具有传染性（乙肝、丙肝、HIV、梅毒等）并了解职业暴露者的免疫情况，尽早抽取暴露源患者和职业暴露者的血液进行检查，以保证对职业暴露情况进行正确、及时的处理。

（6）根据暴露源患者及职业暴露者情况，按照《医务人员职业暴露处理预案》和《艾滋病职业暴露防护处理流程》等进行处置，其他疾病的处置建议参照相关疾病的预防治疗原则。

🔊【温馨提示】

（1）为了预防锐器伤，操作人员工作要严谨，操作要熟练，要有职业暴露的风险意识，同时必须正确使用防护用品，做好自身防护。

（2）锐器伤主要发生在器械的清点分类、清洗、检查包装三个环节，发生部位多为手指或手掌，因此清点分类台光线应充足，清洗器械时禁止徒手抓取锐器，须使用工具进行操作。

（3）定期安全培训：确保所有消毒供应中心人员定期接受有关血源性病原体和锐器伤的安全培训。更新教育内容，包括最新的预防措施、安全操作程序以及应对紧急情况的正确方法。此外，培训应涵盖正确处理和处置锐器的技术，以减少事故发生的概率。

（4）完善的应急预案和支持系统：建立一个快速有效的应急预案系

统，确保员工在发生锐器伤时能立即获得必要的医疗支持。此系统应包括急救措施、立即联系相关部门，以及后续的医疗检查和治疗。同时，提供心理支持和咨询服务，帮助受伤员工缓解锐器伤后可能出现的焦虑情绪。

【趣味答题】　　　　　　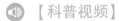【科普视频】

# 【去污区场景的结尾】

这场培训让小白护士受益匪浅，她认真地记下了这些关键点。她看了一眼戴紫色帽子的笑笑护士，发现对方也在认真听讲和做笔记，显然对这堂课非常重视。小白护士也深感这堂课的重要性，决心在今后的工作中严格按照所学知识做好防护措施，确保自己的安全。她对即将到来的考核也充满了信心，争取在每一个环节都做到最好。

一个月的时间悄悄溜走，一个月的努力化成了小白护士额头上的汗水和双手一连串的肌肉记忆。小白护士完成了去污区的培训和考核，感到自己已经从一个懵懂的新人成长为能够独立操作的熟练工。下周，她将告别去污区，跟随静静老师转岗，来到检查包装灭菌区进行新一轮的培训。

小白护士回顾过去的一个月，心中充满了感激和成就感。每一天，她都在静静老师的耐心指导下学习，掌握了清洗器械的各种技术和流程。对于那些以前看来很烦琐的步骤，她如今形成了肌肉记忆，操作起来得心应手。她明白，这些技能不仅是她职业生涯的重要基础，更是保障患者安全的重要防线。

她对未来充满了期待，也深知每一步都离不开努力和坚持。在这个充满希望的日子里，她立下了新的目标：成为一名全能的消毒供应中心工作人员，为医院和患者贡献自己的力量。

# 14

## "体查"用心，使用安心
### ——医疗器械、器具和物品的检查与保养

场景切换：检查包装及灭菌区是消毒供应中心内对去污后的医疗器械、器具和物品进行检查、装配、包装及灭菌（包括敷料制作等）的区域，为清洁区域。

🔊 【情景故事】

随着新的培训开始，小白护士将迎来更多的挑战和成长。在静静老师的指导下，小白护士认真地完成了线剪的检查。抬起头时，她看到笑笑护士正仔细地检查刚洗好的器械。笑笑护士一会儿用气枪吹一吹，一会儿又在放大镜下仔细观察。小白护士感到好奇，走过去问道："笑笑老师，这个器械怎么了？是掉了什么东西，还是没洗干净？"

笑笑护士抬起头，微笑着解释道："小白，这些器械没有什么大问题。我正在做的是检查器械的细节部分，确保它们完全清洁并且功能完好。"她拿起气枪继续吹去器械表面的水分，接着说道："有些精密器械在清洗后可能会残留微小的水滴，而肉眼很难看到，所以需要用气枪吹干。接下来，我们还要用放大镜检查器械的细微部分，确保没有残留污物。"

小白护士点点头，明白了检查过程中应细致和严格。静静老师也走了过来，补充道："检查包装及灭菌区的工作需要十分耐心和细心。每一

件器械的检查都必须非常严格，因为这直接关系到手术的安全和成功。"

小白护士深感责任重大，认真说道："明白了，细节决定成败，要确保每一件器械都能达到标准。"

静静老师满意地点了点头："有这样的态度很好。记住，特别是在我们这样的工作中，每一个细小的疏忽都可能带来大的问题。"

小白护士感受到老师们的支持和鼓励，她明白，严格的检查不仅关系自己职业技能的提升，也是对每一个患者的生命安全负责。

【答疑解惑】

复用医疗器械、器具和物品在包装前应进行检查与保养，对清洗、消毒、干燥的质量，器械数量与功能状态进行核查及养护。

（1）干燥度检查。包装前应进行干燥度检查，充分的干燥可减少湿包风险，应特别重视结构复杂的外来医疗器械和精密器械的干燥度检查。

（2）清洁度检查。清洁度检查主要采用目测或使用带光源的放大镜对干燥后的每件器械进行检查，尤其是器械的关节、齿槽、螺纹、管腔内壁及凹槽等处应光洁，无血渍、污渍、水垢和锈斑。清洗质量不合格的应重新处理，器械功能损毁或锈蚀严重的应及时维修或报废。检查管腔器械时应选择与管腔直径大小匹配的白色管腔通条擦拭内腔并贯通管腔两端，确认白色管腔通条洁白无污迹。

（3）功能检查。功能检查包括检查轴节器械是否关节灵活、对合整齐，尖端是否咬合紧密，外观有无变形损坏，闭合时有无空隙、主柄对称与否、螺丝有无松动、关节松紧度是否合适。检查锐利器械是否刀口锋利、完整，有无断尖、缺口、卷口等现象。检查穿刺针针尖是否锐利、光滑、无钩、斜面平整无缝隙，针梗与针栓是否连接牢固，针座、针栓内是否清洁无污。对带电源的器械进行绝缘性能等安全性检测。

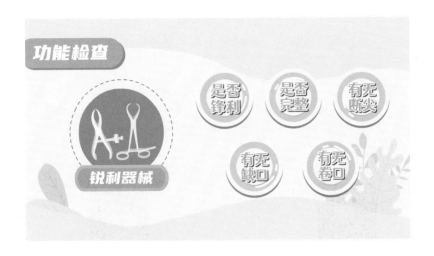

(4)包装前应对器械进行润滑、保养。关节过紧的器械使用医用润滑剂喷洒关节面，保证金属器械无锈渍，轴节灵活。对锐利器械及精密器械使用保护套进行适当保护。

🔊【温馨提示】

(1)医疗器械、器具和物品干燥：不可放在空气中自然干燥，可以选择灭菌后的低纤维絮布垫擦干、高压气枪吹干、医用干燥柜等干燥方式。

(2)使用医用润滑剂：器械保养时，不能使用石蜡油和非水溶性的产品作为润滑剂。部分特殊器械如精密眼科器械、植入物等禁止使用润滑剂。

(3)记录和跟踪维修：每件维修或报废器械应有详细的维修和检查记录。这不仅有助于追踪器械的维护历史，还可以确定哪些器械经常出现问题，可能需要更换或进行维修。

(4)定期检查和更新保养工具与材料：如润滑剂和保护套，避免使用可能对器械材质有害的过期或不适宜的物品。

（5）强化质量控制和反馈机制：实施精准的质量控制措施，并设立反馈机制，全员参与质量管理，鼓励员工报告潜在的问题和提出改进措施。

【趣味答题】　　　　　　　【科普视频】

# 15

## "包"罗万象，精"装"简从
### ——医疗器械、器具和物品的正确包装

🔊 【情景故事】

小白护士和进修的笑笑护士跟着静静老师一起来到包装材料库房，感觉像进入了一个色彩斑斓的世界，绿的、白的、粉的、蓝的，美丽的多巴胺色系让人眼前一亮。笑笑护士看到小白护士那两眼放光的样子，笑着说："知道为什么包装材料会有这么多种颜色吗？这也是色彩管理的一部分。"

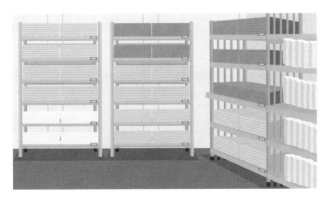

小白护士摇了摇头，期待地看着静静老师。静静老师微笑着解释道："其实，颜色的分类是为了方便我们快速识别和管理不同的器械包。比如，粉色的是包装儿科器械包的，绿色的是包装急诊包的。这样一来，我

们在使用时可以快速找到所需的器械包，提高工作效率。"

她继续说道："无纺布只是其中的一种包装材料。根据不同的需求，我们还会使用其他材料，比如纸塑袋、棉布等。"

笑笑护士也补充道："包装材料的选择和使用是非常讲究的，每一种材料都有其特定的用途和优势。我们需要根据器械的种类、使用频率和保存要求来选择合适的包装材料和方式。"

小白护士听后，感慨道："原来包装材料的选择和使用有这么多讲究，我之前还真不知道。"

静静老师点点头，继续说道："是的，包装是消毒供应中心工作中非常重要的一环。每一步都要严格按照规范操作，确保器械在使用前保持无菌状态。"

在笑笑护士和静静老师的指导下，小白护士开始熟悉各种包装材料和包装方法，认真学习如何正确包装和标识每一个器械包。她对自己即将承担的责任充满信心，期待着在新的岗位上继续成长和进步。

### 🔊【答疑解惑】

整体包装包括包装、封包、注明标识等步骤。

（1）包装。

常用的包装方法有闭合式包装、密封式包装和硬质容器包装。

①闭合式包装主要用于配套器械、器具及敷料的包装，一般选用纺织材料、无纺布、皱纹纸等包装材料。方法有：信封包装法和方形包装法。成套器械通常采用闭合式包装，由两层包装材料分两次连续包装，包装时两次包装可使用相同的包装方法，也可以将两种包装方法混合使用。

②密封式包装是采用黏合剂或热封合的方法，使包装层间相连接，并密封。一般选用纸塑袋、纸袋等包装材料，主要用于质量较轻、体积较小

的单件器械的包装。密封式包装灭菌包外应设有灭菌化学指示物。高度危险性物品灭菌包内还应放置包内化学指示物。如果透过包装材料可直接观察包内化学指示物的颜色变化，则不必放置包外化学指示物。密封式包装若使用纸塑袋、纸袋等包装材料，可使用一层。若物品需要双层包装，即物品先放在一个较小的包装袋中封口，然后再放在第二个较大的包装袋中，两层包装袋的尺寸应匹配，内层包装袋放入外层包装袋内应平整，不可折叠，开口方向应一致，且必须是纸面对纸面，塑面对塑面，以利于灭菌介质的穿透。

③硬质容器包装通常用于成套手术器械的包装，具体使用和操作应遵循生产厂家的使用说明或指导手册。应选择适宜尺寸的硬质容器，装载空间应利于蒸汽的穿透和排出，包装前应确保硬质容器的完整性，盒盖、底座的边缘无变形，对合紧密；盖子与箱体之间的垫圈平整、无脱落，闭锁装置完好。每次使用后应清洗、消毒和干燥。采用硬质容器应设置安全闭锁装置，每次包装及灭菌后应确认密封系统的完好性，无菌屏障完整性被破坏应可识别。

（2）封包。

采用闭合式包装封包时应使用专用胶带，胶带长度应与灭菌包体积、质量相适宜，松紧适度，我们可以采用两条平行、井字形或十字形封包方式，以确保封包严密，保持闭合完好性。采用纸塑袋、纸袋等密封包装时，应检查包装袋两端的封口处，确认密封均匀完整，无皱褶、断裂且紧闭，以确保完全密封。封口处与包装袋的边缘需留有一定距离，方便使用者撕开包装。

（3）注明标识。

灭菌物品的标识应注明物品名称、包装者等内容。灭菌前注明灭菌器编号、灭菌批次、灭菌日期和失效日期等相关信息。标识应具有可追溯性，并且确保清晰、准确、无涂改。

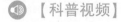【温馨提示】

（1）器械与敷料应分室包装，不能在同一区域内进行包装。

（2）包装前应依据器械装配的技术规程或图示，核对器械的种类、规格和数量。

（3）手术器械在包装时应摆放在篮筐或有孔的托盘中进行配套包装；手术所用盘、盆、碗等器皿，宜与手术器械分开包装；剪刀与血管钳等轴节器械不应完全锁扣；有盖的器皿应开盖包装；摆放的器皿间应用吸湿布、纱布或医用吸水纸隔开；包内容器开口朝向应一致；管腔类物品应盘绕放置，保持管腔通畅；精细器械、锐器等应采取保护措施。

（4）在包装少量、零散的精密器械时，建议使用双层纸塑袋包装。

（5）开放式的储槽不属于硬质容器，不能作为灭菌物品的最终包装材料。

（6）压力蒸汽灭菌包重量要求：器械包质量不宜超过 7 kg，敷料包质量不宜超过 5 kg。压力蒸汽灭菌包体积要求：下排气压力蒸汽灭菌不超过 30 cm×30 cm×25 cm，预真空压力蒸汽灭菌不超过 30 cm×30 cm×50 cm。

【趣味答题】                    【科普视频】

# 16

## 小设备，大用途

——医用热封机的使用操作及性能检测

🔊 【情景故事】

从包装材料库房出来，她们来到检查包装间。

静静老师继续介绍："我们还有一种重要的设备，就是医用热封机。"

她指着一台医用热封机说："这个设备可以确保纸塑包装的密封性，使其在运输和储存过程中不受污染。"

小白护士听后点点头，觉得很有道理。

静静老师笑着继续说道："医用热封机的操作虽然看似简单，但也是一项需要细致处理和全神贯注投入的工作。"

笑笑护士补充道："每一个封口的质量都直接关系到器械的无菌状态，所以我们必须保证每一步操作都严格按照标准进行。"

小白护士感受到这项工作责任重大，认真问道："哦？封个口还有这么多讲究？"

老师们笑了笑，说道："你可别小看这个设备。"

🔊 【答疑解惑】

医用热封机是利用热封合原理将装有器械物品的包装袋进行封口，

形成一个无菌屏障系统的设备，采用连续的封口方式，可对任意宽度的纸塑袋等包装材料进行封口处理，主要满足于医院各类医疗物品、医用耗材等灭菌前纸塑袋、纸塑立体袋和特卫强袋等包装材料的封口，封口质量应满足各种高低温灭菌的需要。医用热封机主要分为脉冲型和连续型，医院常用的是连续型。此外，还有全自动卷料切割封口一体机。

(一) 工作原理

医用热封机主要是通过热封口机的高温封刀使得袋材处于熔融状态，然后通过施加一定压力使得两边袋材黏合，形成很好的密封效果。封口时应在保证封边强度的情况下达到优良的剥离效果(无纸屑产生)，使密封袋具备良好的阻菌性、透气性、细菌屏障性和洁净开启性。

(二) 参数要求

(1)封口温度：通常封口温度为120~200℃，具体温度设置要求应根据包装材料生产厂家提供的参数来调试。建议特卫强®(Tyvek®)包装袋封口温度为121~135℃；纸塑袋封口温度为180℃。如温度过低，封口会不完整或不牢固；如温度过高，则将很难拆开包装或造成包装材料熔化。

(2)密封宽度≥6 mm，包内器械距包装袋封口处应≥2.5 cm；封口速度10 m/min；密封强度应>1.5 N/15 mm。

(3)封口压力：需根据封口机生产厂家使用说明书要求设定，通常封口压力设置为65 N。压力辊压力主要由上下滚轴之间的距离决定，如压力设定不正确，则不能保证密封性。

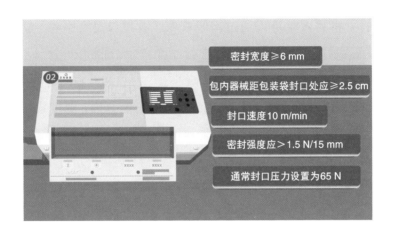

密封宽度≥6 mm

包内器械距包装袋封口处应≥2.5 cm

封口速度10 m/min

密封强度应＞1.5 N/15 mm

通常封口压力设置为65 N

（三）使用操作

医用热封机的操作流程：打开电源开关→进行预热→根据所封袋材调整好封口温度、压力→选择相对应的封口测试纸→通过显示屏查看运行参数→达到封口要求时启动测试程序→将测试纸平行推到导向板规定位置后，从左侧开始水平前移进行封口→封口完成后观察封口效果→判断封口是否成功→测试成功后正常使用设备（测试失败应及时查找原因，问题解决后再次测试，直至测试成功才能正常使用设备）。

（四）性能检测

1.性能检测时机

例行的性能检测包括每日性能检测、封口机安装检测、封口性能的抽测及维修后或更换零配件之后的测试等。

2.性能检测方法

（1）封口性能测试条测试法：可检测封口机的性能及所使用的包装材料的参数匹配性。可根据封口机设定温度的高低选择高温透析纸型、低温特卫强®。密封效果可以通过肉眼观察，看封口是否平整、紧密和连接，每次密封后应对包装封口状态进行评价：①出现断纹、封口不连续的可能原因：封口机滚轮有凹槽。②出现小孔、裂纹和缝隙的可能原因：有凹槽或异物阻隔。③材料发生分层或分离的可能原因：温度或接触压力过低。④材料发生褶皱或熔化的可能原因：温度或接触压力过高。

（2）撕开性能测试：将密封完成的包装材料按撕开方向撕开，以测试撕开的难易程度了解密封效果。该测试方法除非使用专用仪器来测试撕开所需的力量，否则容易受到操作人员人为因素的影响，结果为非量化指标。

（3）封口性能测试专业墨水测试法：吸取适量封口测试专用墨水于封口的包装袋内，20秒后观察墨水是否通过封口宽度形成隧道，如有，则表明封口有裂缝，不完整。

结果判断及处理：对以上任何一种检测方法结果有疑问时，应及时查找并分析原因，评判是操作的原因还是封口机器的原因，可重复测试，结果仍有疑问时应及时寻求设备工程师做进一步分析和监测。

🔊【温馨提示】

（1）医用热封机的使用环境应清洁干燥，温湿度适宜，使用时要注意减少振动，避免灰尘及遮盖，保障设备的散热。安装时，应在设备周围留出至少5 cm空间以保证空气的流通。

（2）医用热封机在每日使用前应检查参数的准确性和封口效果。做好日常保养和定期保养并记录，按照规定进行清洁、检测等。定期维护保养一般由生产厂家工程师操作，只有维护保养到位才能确保设备的使用质量以及密封性能。长时间不使用时应及时关闭电源或拔下电源插头。

（3）使用不同材质的包装材料进行封口时，应调整好相匹配的封口温度参数。进入设备封口部分必须保持平整、无任何异物粘贴。

（4）密封包装要求封口处有连续的密封宽度及完整的密封效果，且均匀完整、紧闭，无皱褶和断层，无穿孔，无通道和材质分离。

（5）纸塑袋纸面不可写字，避免油墨在灭菌过程中扩散污染灭菌物品。包外标识应避开贴在封口处，以方便观察灭菌后封口情况及使用时拆包。

🔊 【趣味答题】 　　　　🔊 【科普视频】

# 17

## 检护有策，灭菌无忧

### ——压力蒸汽灭菌器使用前的安全检查和日常维护

🔊 【情景故事】

在检查包装及灭菌区，灭菌组组长叫李强。他是一名退伍军人，身材高大，肌肉结实，给人一种身强力壮的感觉。他不善言语，平时话不多，总是默默地做好自己的工作。他神情严肃，眼神中透露出坚毅和专注，每一次操作都非常认真，丝毫不马虎。

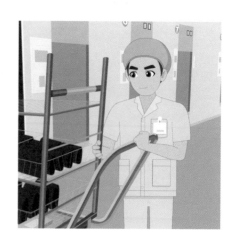

李强老师每天早早来到灭菌区，开始一天的准备工作。无论是搬运沉重的灭菌器械，还是操作复杂的灭菌设备，他都能游刃有余地完成。尽管他平时话不多，但大家都知道，他是一个值得信赖的同事。李强老师的认真和专业让同事们十分钦佩。有时，静静老师看到李强认真工作的样子，不由得感叹："李强老师真是我们的定心丸，有他在，大家都觉得安心。"

每次听到这样的评价，李强老师总是默默地微笑，继续投入他的工作中。对他来说，确保每一台灭菌器正常运行、每一件器械处于无菌状态，是他对这份工作的承诺和责任。

他作为灭菌组的组长，负责灭菌器每个工作日的安全检查和日常维护。对于任何发现的问题，李强老师都会及时进行处理或报告，确保设备不会因为小故障而影响整个灭菌流程。这些日常工作虽然不引人注目，但却是消毒供应中心高效运作的关键。他用自己的敬业，为压力蒸汽灭菌器的安全有效运行保驾护航，为团队树立了一个优秀的榜样。

【答疑解惑】

按照国家行业标准要求，灭菌员开始日常灭菌工作前，必须进行灭菌前的安全检查。包括对相关工作介质、灭菌器的压力表、门密封圈及蒸汽减压系统等的检查或确认，对具有真空功能的灭菌器还应进行真空泄漏测试、B-D试验等准备工作，确认灭菌器处于良好的工作状态，才能正式开启灭菌程序，确保灭菌运行安全。

### 1. 相关介质的检查与确认

(1)水：检查水压是否符合灭菌器使用说明书的要求，蒸汽用水电导率是否≤5 μS/cm(25℃时)，真空泵运行用水及冷却用水是否符合设备使用说明书要求。

(2)电源：打开电源开关，检查通电后灭菌器控制屏及相关指示灯是否正常显示。

(3)蒸汽：检查蒸汽压力是否符合设备使用说明书的要求。

(4)压缩空气：检查压力范围是否正常，是否符合灭菌器开启条件(要求无油无水)。检查过滤器是否堵塞，排除积水、油和杂质。

### 2. 灭菌器的检查

(1)清洁灭菌器腔体，使用低纤维絮软布、纯水对灭菌器舱门、腔体进行擦拭，腔体内如有水垢、胶印等及时去除。

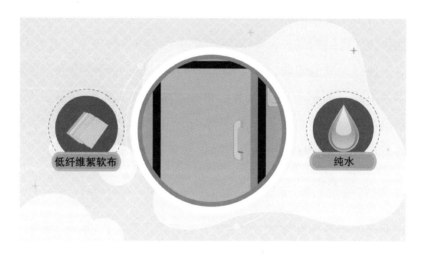

低纤维絮软布　　　　　　　　　　纯水

（2）检查舱门、腔体有无裂缝、膨胀、变形、腐蚀点等，挡气板和门边有无异物。

（3）检查排水口过滤网有无异物，腔体内冷凝水排出口是否通畅。

（4）查看灭菌器舱门密封圈是否平整，有无变形、断裂；门封是否变硬。

（5）检查双门灭菌器的双门互锁功能，即当一个门打开的状态下，另一个门不能通过控制面板上的任何命令将其自动打开。

（6）检查灭菌器门的防夹功能（机械门除外）：根据设备使用说明书进行测试——按关门键，在关门进行过程中按压门顶部的保护板，门是否停止运动或反向回到开门状态。

（7）查看灭菌器运行前腔体压力表指针是否位于"0"处，是否在检验有效时间内；表盘玻璃有无破损，表盘刻度是否清晰，指针有无松动或断裂。

（8）检查物理监测打印装置是否处于正常使用状态。如连接了网络及追溯系统，还需检查是否正常联网，追溯系统是否可以正常运行。

（9）按照灭菌器说明书要求进行预热程序，定期运行真空泄漏测试程序，每日运行B-D试验程序。

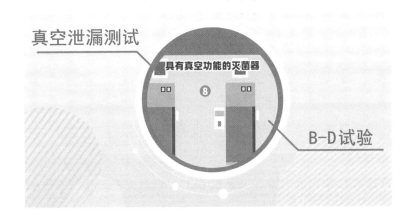

### 3.相关辅助设施检查

（1）如使用集中外供管道蒸汽，打开蒸汽源总阀门后观察蒸汽管道有无漏气等情况，查看进入灭菌器的蒸汽压力是否符合设备使用要求，确认疏水功能和过滤功能完好，开启疏水旁通阀，排尽管道内冷凝水。

（2）如使用自带蒸汽发生器，需检查设备液位、蒸汽压力是否符合设备使用要求，如有配套水箱，应查看水位是否符合要求。

灭菌员须严格遵守灭菌器使用前安全检查要求，确保灭菌程序的安全有效运行，发现问题及时处理解决。

【温馨提示】

（1）大型压力蒸汽灭菌器属于特种设备，操作人员必须持有相关操作证才能上岗。

（2）压力蒸汽灭菌的维护及保养是确保设备正常运行的前提，操作人员应严格执行灭菌器运行使用、维护等操作流程，根据设备使用说明进行日常维护及保养。定期维护保养一般由医学工程人员或设备厂家工程师按要求进行。

（3）应定期对灭菌器数字仪表如压力表、安全阀等进行校验，空气滤器应定期更换，并记录备查。应每年用温度压力监测仪对灭菌器温度、压力和时间等参数进行设备性能检测，安全阀每年校验一次，压力表每半年校验一次，检查结果应记录并留存。

（4）灭菌器新安装、更新、移位、大修后，应根据 WS 310.3—2016 的要求进行监测。

（5）科室有专人负责督查灭菌员和工程师对灭菌器运行、维护保养等操作的工作质量，定期评估并考核其操作的正确性、及时性及突发状况的应急处置能力，并建立督查考核档案，持续质量改进。

🔊【趣味答题】　　　　　　　🔊【科普视频】

# 18

## B-D 寻源，操之有法
——介绍 B-D 试验的由来及操作要点

🔊 【情景故事】

"小白，你今天怎么这么早就到了?"笑笑护士看到小白护士提早半小时着装整齐地到班，微笑着问道。

"今天我特意早点来，看看有没有什么事情可以帮忙，"小白护士答道，"听说你今天跟灭菌组老师学习，我对这个还不是很了解。"

"对的，今天我在灭菌班，要跟李强老师学习 B-D 试验的操作。"笑笑护士解释道，"这项试验对确保灭菌效果非常重要。"

"我记得上次理论课提到过这个试验，但是具体操作还不太清楚，这个名字听起来很重要，我也想知道这到底是一个怎样的试验。"小白护士好奇地说。

"理论我知道，没有实际操作过，只知道将 B-D 试验包放置在灭菌器的特定位置，用空锅进行灭菌。"笑笑护士解释道，"B-D 试验灭菌程序完成后，判断结果合格后这台灭菌器今天就可以正常使用了。"

"太好了，今天我和您一起跟李强老师学习 B-D 试验的操作步骤吧。"小白护士说道。

"好啊，今天我们可以一起跟李强老师学习。"笑笑护士笑着说，"他在这方面非常专业，跟着他学习一定会很有收获。"

🔊 【答疑解惑】

B-D 试验的全称为布维-狄克试验（Bowie-Dick test），是用于检测预真空（包括脉动真空）压力蒸汽灭菌器冷空气的排除效果和蒸汽的渗透效果的试验，也是作为考核压力蒸汽灭菌器是否可以正常工作的重要检测手段。

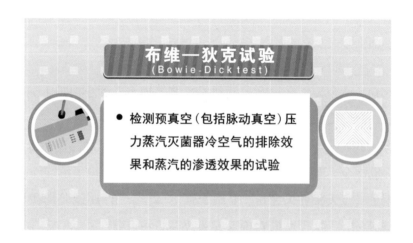

1. B-D 试验的由来

在 20 世纪 60 年代之前，大家普遍认为蒸汽的穿透能力是极强的，排气阶段的排气效率问题并不会对压力蒸汽灭菌过程的效果造成影响，只要把器械放入压力蒸汽灭菌器中运行一个灭菌循环，器械卸载时必然是无菌的。直至 1962 年，研究发现压力蒸汽灭菌过程会因排气不充分、门封阀门处有泄漏或者是蒸汽质量等导致灭菌失败，但当时没有常规的试验包，只能通过温压仪等仪器进行相关实验，并不适用于常规监测。1963 年，英国爱丁堡大学的 Bowie 教授和 Dick 教授两人使用粗布巾打包成一个敷料包，并在其中央位置使用圣·安德鲁斯十字形（十字交叉形）的灭菌胶带作为化学监测对象，以此测试排气和蒸汽对包裹内部的穿透效果的影响。

Bowie 教授和 Dick 教授当时所用的试验材料见下图。

在试验过程中，他们将该包裹放入压力蒸汽灭菌器中进行灭菌，结果发现在每一次压力蒸汽灭菌过程中冷空气团都有可能残留在该包裹中的任何一个位置。如下图所示，冷空气团有可能是在包裹的中央位置，也可能是在其他任意位置，尤其是对角线的位置。

**实验结果**

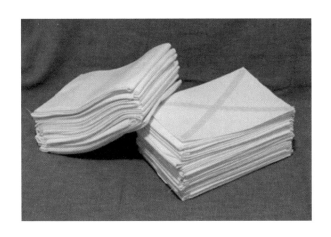

➢ 冷气团有可能残留在包裹中的任何一个位置

➢ 每一次压力蒸汽灭菌过程都是一个独立事件，并且冷空气的残留会影响蒸汽穿透效果导致灭菌失败

Bowie 教授和 Dick 教授通过试验验证了自己的想法，证实了每一次压力蒸汽灭菌过程都是一个独立事件，并且冷空气的残留会影响蒸汽穿透效果，导致灭菌失败。为纪念他们对压力蒸汽灭菌过程发展所作的贡献，故将该监测方法以他们的姓氏命名。我们现在每一天都会做的 B-D 试验，B、D 分别为 Bowie 和 Dick 姓氏的首字母。后来标准委员会对他们的试验包进行了升级，将包裹材料更换为棉布，同时要求放置于标准试验包中的化学指示物试剂要占据衬底面积的 30% 以上，从而保证能够监测到残留在各个位置的冷空气。这一标准试验包一直沿用至今。目前 B-D 试验包有敷料型、管腔型和电子型等，可根据不同需求进行选择。

### 2.B-D 试验的操作要点

(1)预真空(包括脉动真空)压力蒸汽灭菌器应每日开始灭菌运行前空载进行 B-D 试验，B-D 试验合格后，灭菌器方可使用。B-D 试验失败，应及时查找原因进行改进，监测合格后，灭菌器方可使用。

(2)进行 B-D 试验时，首先要预热灭菌器，将 B-D 试验包或探头水平放在腔体可用灭菌空间的几何中心轴线上，距离腔体底平面 100~200 mm 的高度，靠近柜门与排气口底前方，腔体内除试验包外无任何物品(空载运行)。在 134℃温度下，灭菌时间一般为 1.5~3.5 分钟(不超过 4 分钟)。B-D 试验程序运行结束后取出试验包或探头，根据试验包的使用说明验证试验结果，查看变色是否符合要求。电子 B-D 试验须等探头冷却后放在读卡器上，通过软件获取试验数据，经自动分析后再判断试验是否通过。同时查看灭菌器的物理打印记录，确保 B-D 试验的灭菌参数符合要求。

【温馨提示】

（1）B-D 试验包或装置放入灭菌器后，应立即运行 B-D 试验程序，特别是一次性试验包，否则将影响 B-D 试验结果。

（2）B-D 试验前灭菌器要有预热过程，充分的预热是试验成功的关键，而不充分预热可能造成假阳性，充分预热也有助于排除管道里的残留空气。

（3）B-D 试验包或探头要放在规定的位置，通常为最难灭菌的位置，即冷空气最容易残留的位置，且试验包或探头不能接触灭菌器腔体内壁，否则会造成超高热现象，导致试验结果不准确。

（4）存放一次性 B-D 试验包或试验卡时，禁止与酸、碱性物质接触，忌受潮，防紫外线、荧光灯、日光照射等。

【趣味答题】　　　　　　【科普视频】

# 19

## "适载"而行，"超载"违规
### ——待灭菌物品灭菌前的正确装载

🔊 【情景故事】

B-D 试验合格后，只见李强老师继续忙碌着，动作迅速而精准，双手稳稳地握住待灭菌医疗器械包的两端，将其小心翼翼地放到灭菌架上，他每一个动作都那么娴熟。接着，他将不同大小的器械包一个个摆放到指定位置，确保它们之间有足够的空间，让蒸汽能够均匀渗透。他仔细检查每一件器械的摆放位置，然后轻轻调整，最后确认所有物品都摆放妥当，待灭菌器械包整齐有序，没有任何松散或重叠的地方。

笑笑护士一边看着李强老师装载，一边对小白护士说道："压力蒸汽灭菌是现在全球公认的最安全、最环保的一种灭菌方式。"这时，李强老师正好走了过来，听到这话，补充了一句："是的，正确的装载和选择合适的灭菌程序非常重要，是确保每一件器械都能彻底灭菌的基础。"他的声音虽然并不洪亮，却带着坚定，显得非常专业，让人心生信任。他将装载好的器械包稳稳地推入压力蒸汽灭菌器。随后，他熟练地操作控制面板，选择合适的灭菌程序，并再次检查确认。

小白护士似懂非懂地看着李强老师操作，心中充满疑惑："灭菌装载也有那么多要求吗？不就是把待灭菌包放在装载架上就可以了吗？"

李强老师看出了她的疑惑，开始耐心地讲解起来……

🔊【答疑解惑】

灭菌物品的装载不能随心所欲，装载过量、堆叠等都会妨碍灭菌介质的穿透，影响灭菌效果；装载方式应与灭菌方式相匹配，不恰当的装载方式与湿包的产生有直接联系，所以合理装载看似简单却非常重要。对于待灭菌物品的装载，我们需要注意以下内容：

（1）应使用专用灭菌架或篮筐装载灭菌物品。灭菌包之间应留间隙，确保物品均匀分布，利于灭菌介质的穿透。

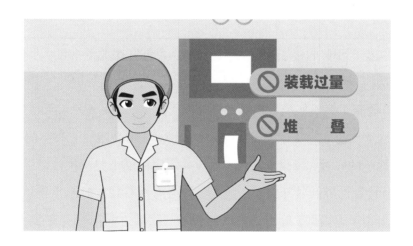

（2）同类材质的医疗器械、器具和物品置于同一批次进行灭菌。

（3）材质不同时，纺织类物品应置于灭菌架上层并竖放，金属类置于灭菌架下层，较重的物品应放置在灭菌架的下层，重量均匀分布。

（4）手术器械包、硬式容器应平放，盆、盘、碗类物品应斜放，包内容器开口朝向一致，玻璃瓶等底部无孔的器皿类物品应倒立或侧放，纸袋、纸塑包装应侧放，利于蒸汽进入和冷空气排出。

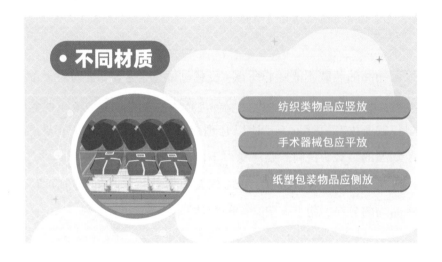

（5）选择下排气压力蒸汽灭菌程序时，大包宜摆放于上层，小包宜摆放于下层。

（6）低温灭菌器如过氧化氢低温等离子灭菌器、环氧乙烷灭菌器的装载应符合灭菌器操作要求，装载物品不应堆叠，物品四周应有空隙，以利于灭菌因子的穿透，装载量需根据各设备厂家说明书要求执行。

（7）过氧化氢低温等离子灭菌时，待灭菌物品装载时不得接触舱壁、舱门和等离子电极网，等离子电极网和装载物品之间至少应有 25 mm 的间距。

🔊【温馨提示】

（1）不同的灭菌方式下应遵循灭菌器的使用说明书的要求进行装载，确定装载数量并严格执行。

（2）待灭菌物品装载后应及时启动灭菌程序，不能将待灭菌物品长时间搁置在灭菌舱体内而不启动程序，以免影响监测结果。

（3）外来医疗器械包进行压力蒸汽灭菌时应平放，不能接触灭菌器的内壁及舱门，因需要进行生物监测，宜置于同批次灭菌。

【趣味答题】 【科普视频】

# 20

## 监测第一关："物"有所值
### ——关于灭菌的物理监测

🔊 【情景故事】

一个忙碌的上午，李强老师与其他灭菌员们熟练地将一批批待灭菌物品装载好并推入压力蒸汽灭菌器中。整个灭菌过程井然有序地进行着。

在一旁观察的静静老师走到小白护士和笑笑护士面前说道："今天我们不仅要关注灭菌的操作过程，还要重点学习灭菌监测的重要性。"

"灭菌监测？"小白护士好奇地问道，"那具体包括哪些内容呢？"

静静老师点点头，示意她们跟随她到一张摆满监测仪器和记录表的工作台前，开始解释："灭菌监测主要包括物理监测、化学监测和生物监测。我们先来了解一下物理监测。"她指着正在运行的灭菌器说道："物理监测这个过程非常关键，因为即使灭菌操作看起来完美，如果这些参数不达标，灭菌效果也就会受到影响。我们需要借助一些专业设备来实时监控和记录灭菌过程中的各项参数，确保它们都在规定的范围内。"

这时，李强老师完成了一个灭菌周期，他在电脑上仔细检查上面的数据，确认每一个参数都符合要求后点了点头，交给静静老师进行双人核对。

静静老师展示给小白护士和笑笑护士："看，这就是我们通过物理监测得到的数据，温度、压力、时间都在正常范围内，这就说明这批器械的灭菌是成功的。"

小白护士和笑笑护士认真地看着电脑上的数据，点头表示理解。静静老师微笑着总结道："物理监测是我们灭菌过程中的第一道保障，通过它，我们可以及时发现并解决任何可能存在的问题，确保每一件器械都达到了无菌标准。"

🔊【答疑解惑】

灭菌效果监测分为物理监测法、化学监测法和生物监测法。物理监测法是通过灭菌器自带的传感器探头、温度和压力仪表、记录打印装置等，对灭菌过程中的温度、压力、时间等关键参数进行监测并记录的方法。物理监测的局限性是灭菌器温度传感器探头一般设在灭菌器舱体排气口上方，其监测结果只能反映灭菌器舱体内的温度、压力等情况，无法监测每个灭菌包内的情况。物理监测是判定灭菌过程合格的重要方法之一，但不能代替化学监测和生物监测，且对于不同的灭菌方式，物理监测记录的灭菌参数也有所不同。

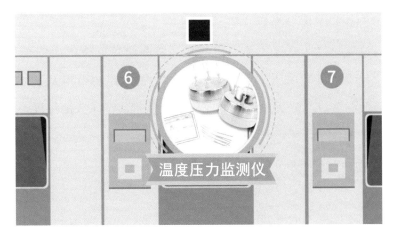

温度压力监测仪

（1）压力蒸汽灭菌日常物理监测指每灭菌批次应连续监测并记录灭菌时的温度、压力、时间等参数。灭菌温度波动范围不大于3℃，灭菌时间应满足最低灭菌时间的要求，同时应记录所有临界点的时间、温度和压力值，结果应符合灭菌的要求。

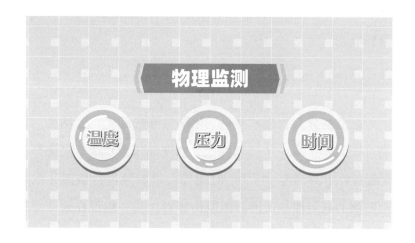

（2）干热灭菌的物理监测应每灭菌批次记录温度与持续时间。温度在设定时间内达到预置温度，则物理监测合格。

（3）环氧乙烷灭菌的物理监测应每灭菌批次记录灭菌时的温度、压力、时间和相对湿度等参数。

（4）过氧化氢低温等离子灭菌的物理监测应每灭菌批次记录灭菌周期的临界参数，如舱内压、温度、等离子体电源输出功率和灭菌时间等。

（5）低温蒸汽甲醛灭菌物理监测应每灭菌批次记录灭菌温度、相对湿度、压力和时间。

🔊 【温馨提示】

（1）物理监测不合格的灭菌物品不得发放，应及时分析原因进行改进，直至监测合格符合要求。灭菌效果物理监测资料应留存3年以上。

（2）压力蒸汽灭菌的物理监测还包括定期监测，指每年用温度压力监测仪监测温度、压力和时间等参数。将检测仪探头置于最难灭菌的部位，判断灭菌器的性能是否符合要求。

（3）不同的灭菌方式下灭菌参数的选择都应符合国家行业标准及灭菌器的使用说明或操作手册的要求，按照其要求分析每灭菌批次物理监测参数是否合格。

【趣味答题】　　　　　　　　　【科普视频】

# 21

## 监测第二关："化"样多多
### ——关于灭菌的化学监测

🔊 【情景故事】

"物理监测大家刚刚都了解了，下面我们来介绍一下化学监测。"静静老师拿起一张长方形的小卡片，继续说道，"化学监测是通过使用化学指示物来判断灭菌过程是否达到标准。这些指示物会在特定的温度和压力下发生颜色变化，帮助我们确认灭菌过程是否有效。"

这时，李强老师从灭菌器中推出一批刚灭菌完并冷却的器械包，静静老师指着包外的化学指示胶带说道："你们看，包外面的指示胶带已经变色，说明灭菌过程已经完成。临床科室使用前还需要检查包内的化学指示卡是否变色合格，只有变色合格的无菌包才可以使用。今天因为要对你们进行教学，我就拆一个常规备用的治疗包给你们看看。"

正说着，静静老师熟练地打开一个治疗包，取出包内的化学指示卡。卡片上的颜色已经完全变了，她点头道："包内指示卡变色合格，表示灭菌过程达到了预期效果。"

小白护士仔细观察着这些变化，感慨道："原来这些颜色变化是这么重要的指标，直接关系到灭菌是否成功。"

静静老师微笑着说："是的，化学监测是灭菌过程中不可或缺的一部分，它们可以及时反馈灭菌效果，帮助我们确认每批次灭菌包是否灭菌合格，而不同类型的化学指示物用途也不一样，我们需要重点掌握。"

🔊 【答疑解惑】

化学监测是指利用某些化学物质对某杀菌因子的敏感性，使其发生颜色或形体改变，以指示杀菌因子的强度（或浓度）和作用时间是否符合消毒或灭菌处理要求。化学监测的优点是直接考核每个灭菌包的灭菌情况并能马上显示监测结果，也能帮助发现不正确装载、不正确包装或灭菌器故障引起的灭菌失败，是灭菌质量考核很重要的一部分。根据国际标准 ISO 11140-1，化学指示物被分为以下六类，各有其独特的作用。

一类化学指示物：是过程指示物，用于证明物品已经"暴露"于灭菌过程，能够分辨已处理和未处理的物品，通常称为包外化学指示物。这些指示物通常粘贴在灭菌包装的外部，提供一个简单、快速的检查方法，确认物品是否经过灭菌处理。

二类化学指示物：是特定试验指示物，主要用于某些特定测试过程的化学指示物，如 B-D 试验，用来验证灭菌设备的性能，特别是蒸汽穿透和冷空气排除的有效性。通过这类指示物对设备的性能进行评估，确保灭菌设备能够正常运行。

三类化学指示物：是单参数指示物，只对灭菌过程中一个关键参数（如温度或压力）进行反应的化学指示物。它们用于验证特定条件的实现，确保灭菌过程中某关键参数达到预期标准。

四类化学指示物：是多参数指示物，即对灭菌过程中两个或两个以上关键参数进行反应的化学指示物，属于包内化学指示物。这些指示物提供了更全面的监测，确保多个关键参数在灭菌过程中都达到规定的标准。

　　五类化学指示物：是综合指示物，是对灭菌过程中特定周期范围内的所有关键参数进行反应的化学指示物，属于包内化学指示物，用于确认灭菌过程的整体有效性，确保所有关键参数在灭菌周期内都达到要求。

　　六类化学指示物：是模拟指示物，也是周期确认型化学指示物，即对灭菌周期规定范围内所有评价参数起作用的指示物，其标准值以所选灭菌周期的设定值为依据。在实际使用中需要使用相应的化学指示物进行监测。

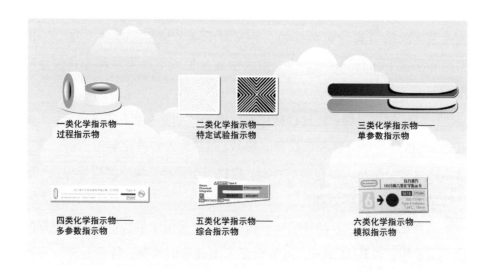

　　这六类化学指示物没有优劣之分，类别本身仅代表该化学指示物应该如何使用、有何特点、在使用时有何意义、使用要求和操作注意点等。除了二类化学指示物较特殊，其他的化学指示物通过包装材料分为包内和包外，包外化学指示物（一类化学指示物）应使用在每个待灭菌包的包外进行监测，包内化学指示物（三、四、五、六类化学指示物）应使用在高度危险性物品的待灭菌包裹内进行监测，其结果判读应严格遵守指示物产品说明书和国家标准要求。

🔊【温馨提示】

（1）如透过包装材料可直接观察包内化学指示物的颜色变化，如纸塑包装，这种情况下不必放置包外化学指示物，可直接观察包内指示物的变化，从而判定是否达到灭菌合格要求。

（2）在批量化学监测不合格时，应查看装载情况、物理参数等，确保装载和操作符合规范，同时应立即停止使用该灭菌器并上报问题。所有不合格的灭菌物品应重新包装和灭菌，所有使用过的化学指示物也应重新更换，以确保每次灭菌过程的有效性。

（3）当灭菌包的包外化学指示物不合格时，该灭菌包不能发放；包内化学指示物不合格时，该灭菌包内的物品不能使用。

🔊【趣味答题】　　　　　🔊【科普视频】

# 22

# 监测第三关："生化武器"

## ——关于灭菌的生物监测

🔊 【情景故事】

　　静静老师继续解释道："化学监测虽然重要，但它并不是唯一的保障手段。为了确保灭菌效果万无一失，我们还需要进行生物监测。"

　　小白护士好奇地问道："生物监测又是什么？"

　　静静老师微笑着点点头，示意她们跟随她来到监测间。只见桌子上摆放着几台生物监测设备，旁边的资料架上整齐地摆满了监测资料。静静老师说："请记住，生物监测是一种非常重要且可靠的监测手段。"

　　这时李强老师进来，送给静静老师几个白色的小包（生物监测包），静静老师接过来，与小白护士和笑笑护士一起打开生物监测包，从中取出测试管并拿出柜子里的对照管，解释道："每周我们都会定期进行生物监测，有植入物器械的灭菌时每批次都要进行生物监测。通过观察这些指示物，我们可以最终确认灭菌效果。"

🔊 【答疑解惑】

　　生物监测是唯一通过活的微生物（也就是芽孢）对灭菌过程进行监测的技术，它通过将最难灭菌的芽孢置于灭菌器最难灭菌的位置来监测整个灭菌过程的质量，能够直接反映灭菌过程对微生物的杀灭能力和效果。生物监测是监测和判定灭菌有效性的重要指标，但不能代替物理监测和化学监测。

最早的生物监测是使用菌片芽孢灭菌后在恒温培养箱内进行培养的方法，72 小时后用肉眼观察培养液的颜色变化，以判断生物监测结果。近年来研究发现，芽孢在特定温度和营养条件下生长会产生特定的酶，这些酶与培养基内的荧光物质反应会释放荧光，通过检测荧光信号的强弱，可以判断是否有微生物生长。因此判定生物监测的结果变得越来越快，培养操作也更加简便，极速生物监测可以在 30 分钟内出结果。而不同的灭菌方式下生物监测所选用的芽孢及监测频次也都不一样。

（1）压力蒸汽灭菌生物指示物芽孢为嗜热脂肪杆菌芽孢。根据标准要求，应每周做一次生物监测，对有植入物器械的灭菌应每批次进行生物监测，只有生物监测合格后，植入物才可以发放。紧急情况下对植入物进行灭菌时，应使用含 5 类化学指示物的生物挑战装置进行监测，化学指示物合格可提前放行，生物监测结果出来后及时通知临床科室。

（2）干热灭菌和环氧乙烷灭菌生物指示物芽孢均为枯草杆菌黑色变种芽孢。根据标准要求，干热灭菌每周进行一次生物监测，而环氧乙烷灭菌需每灭菌批次进行生物监测。

（3）低温过氧化氢灭菌和低温蒸汽甲醛灭菌的生物指示物芽孢均为嗜热脂肪杆菌芽孢。根据标准要求，低温过氧化氢灭菌每天使用时应至少进行一次灭菌循环的生物监测。低温蒸汽甲醛灭菌应每周进行一次生物监测。

生物监测不合格时，应立即启动应急预案，该灭菌批次的灭菌包严禁发放，并召回上次生物监测合格以来所有尚未使用的灭菌物品。同时检查灭菌过程的各个环节，查找失败的可能原因，采取相应改进措施，重新

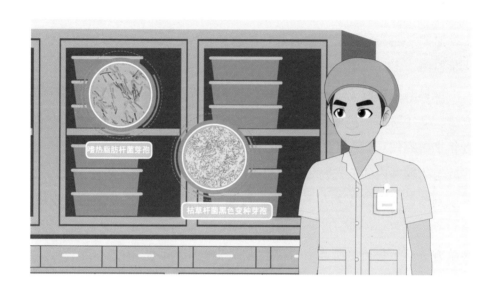

进行三次生物监测合格后该灭菌器方可正常使用。灭菌器新安装、移位和大修后，应进行物理监测、化学监测和生物监测，且生物监测应空载连续监测三次，合格后灭菌器方可使用；小型压力蒸汽灭菌器则满载连续进行三次生物监测，合格后灭菌器方可使用。

【温馨提示】

（1）在使用生物指示物时，应根据生产厂家使用说明书正确规范操作，以避免操作不当导致假阳性的出现，使用后的芽孢菌管也需要根据厂家说明书要求进行无害化处理。

（2）在进行生物培养时，应保持培养环境的稳定，避免温度、湿度等条件的剧烈变化。操作人员做好个人防护，准备配套工具，佩戴手套、口罩，必要时戴护目镜，避免操作不当导致污染环境和个人安全问题，以及影响培养结果的准确性。

（3）生物指示物培养过程中不能随意取出，设备中途不能断电，否则会影响结果。为确保结果的准确性，必须严格按照生物阅读器使用说明书规范操作。

(4)每次生物监测的结果及操作记录应详细登记并妥善保存，确保可以追溯每次监测的情况，这些记录有助于发现和解决潜在的问题，持续改进质量。

【趣味答题】 【科普视频】

# 23

## "出锅解封"，良辰吉时

### ——灭菌物品的正确卸载

【情景故事】

　　小白护士和笑笑护士认真地看着静静老师的操作，心中对灭菌工作的复杂性和重要性有了更深的认识。静静老师总结道："灭菌监测包括物理监测、化学监测和生物监测，三者相辅相成，共同保障了我们工作的安全和有效。"

　　在李强老师的实际操作和静静老师的讲解下，小白护士和笑笑护士对灭菌监测有了更深入的理解，明白了这项工作对于保障医疗器械安全的重要性。

　　从监测室出来，小白护士和笑笑护士跟随着静静老师来到无菌物品发放区，也就是出锅卸载的地方。正好遇到灭菌完毕，小白护士看到平时雷厉风行的静静老师今天突然磨蹭了起来，为什么还不进行灭菌物品的卸载呢？"灭菌结束了，静静老师，我们现在需要出锅吗？"小白护士说道。

　　"别急别急，还没到时间呢。"笑笑护士微笑着回复小白护士。

　　静静老师看到了小白护士的疑惑，和笑笑护士相视一笑，耐心地解释道："高温灭菌后无菌物品的卸载至少需要等30分钟，这是为了确保物品已冷却，避免湿包。"

"看来卸载也有门道，我得好好学一下。"小白护士心里想着。

【答疑解惑】

灭菌物品卸载是指经过灭菌循环之后的医疗器械、器具和物品从灭菌器中取出的过程。卸载操作是整个灭菌流程的最后一步，看似简单，但要保障灭菌包能正常发放、有效使用，卸载非常重要。而不同的灭菌方式，其卸载也有不同的操作要点。

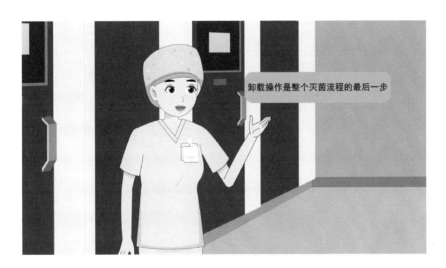

卸载操作是整个灭菌流程的最后一步

（1）对压力蒸汽灭菌来说，因刚灭菌完的物品温度较高，通常为60~80℃。如马上取出灭菌包，不仅可能烫伤操作者，还会带来湿包等问题，因为高温物品突然接触冷空气或冷物体，会产生冷凝水。无菌物品受潮或湿润后为细菌繁殖提供条件，无法保障其在灭菌有效期内的无菌状态，因此湿包后的灭菌包不能发放和使用。同时，温度骤变也可能对一些灭菌物品造成损害，如导致玻璃器皿、手术管腔器械破裂等。因此从灭菌器卸载取出的无菌包，冷却时间需大于30分钟。

（2）环氧乙烷灭菌后的物品都必须通风解析后方能使用。目前较新型的环氧乙烷灭菌器都可在灭菌腔体内通风，解析过程可在腔体内灭菌结束后立即进行。为避免灭菌包外可能残留的环氧乙烷，操作者卸载时应戴清洁手套或在操作后洗手。

（3）过氧化氢低温等离子灭菌后即可打开灭菌舱门，灭菌后物品无须通风可直接使用，取出灭菌包后关闭舱门，保持灭菌舱操作温度并使舱内保持清洁。

（4）低温蒸汽甲醛灭菌后物品无须通风可直接使用，但须查看有无湿包情况。

不管是何种灭菌方式，卸载灭菌物品前操作者都要做好手卫生，高温卸载须戴清洁防烫手套。确认灭菌器的物理监测是否合格，如进行了生物监测，取出监测包后及时进行生物培养。确认化学批量监测是否合格，查看每个灭菌包的包外化学指示胶带的变色情况，确认灭菌过程合格；检查灭菌包的完整性和干燥情况，如有包装破损、湿包或各项监测未达到标准要求或其他可疑情况，须重新灭菌处理；卸载下来的无菌包不能乱放，

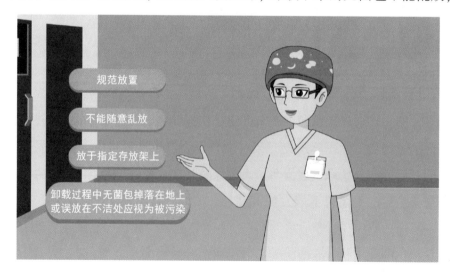

须放于指定存放架上，如卸载过程中无菌包掉落在地上或误放到不洁处应视为被污染。

🔊 【温馨提示】

(1)无菌物品卸载区应保持干净整洁、干燥，避免在空调出风口下面，温度<24℃，相对湿度<70%。避免人员流动，以减少环境颗粒的影响和人员对无菌物品的无意触碰，避免污染。注意操作过程中避免无菌物品与可能污染的物品接触，防止污染。

(2)压力蒸汽灭菌后物品一定要满足大于 30 分钟的冷却时间。如果是急诊用灭菌物品，也建议卸载后冷却时间不少于 10 分钟。

(3)卸载的灭菌物品未充分冷却之前不能直接放在温度较低的不锈钢平面架上，建议放在开放式网格架上冷却；也不能直接装入不透气的密闭容器和柜中，避免人为因素造成的湿包。

🔊 【趣味答题】　　　　　🔊 【科普视频】

# 24

## 低温速效，"氢"心守护

### ——关于低温过氧化氢灭菌

【情景故事】

　　静静老师看了看时间，确认冷却时间已达标准，微笑着对大家说道："好了，现在时间到了，我们可以卸载了。"这时，李强老师好像上好闹钟一样，准时出现。他熟练地按下开启键，打开压力蒸汽灭菌器的门，戴上防烫手套，熟练地取出一件件无菌物品，仔细检查每件物品的状态，确保没有任何问题。小白护士和笑笑护士也在旁边认真地学习和观察，明白了这每一个细节背后的原因和重要性。

　　这一切结束后，笑笑护士拿出她那个不离身的小本子，在上面仔细记录着，随后抬头对着静静老师问道："请问我们中心目前开展了几种低温灭菌方式？"小白护士也被这个问题吸引，嘀咕道："低温也能灭菌？"静静老师被小白护士逗笑了，反问道："那不耐湿、不耐热的器械又应该怎么处理呢？高温灭菌不就会变形损坏了？"小白护士不好意思地耸了耸肩。静静老师回答笑笑护士："对于不耐湿、不耐热的各类器械，我们中心有几种低温灭菌方式可以选择。"她看了看时间，接着说道："既然提到这个，不如现在就来详细了解一下我们中心目前开展的三种低温灭菌及其监测方法。"

静静老师带着大家来到一个专门用于低温灭菌的区域。一进去，小白护士就看到好几台设备，心中充满了好奇。静静老师微笑着示意她们靠近，准备开始进一步讲解。

🔊【答疑解惑】

低温过氧化氢灭菌是医院内常用的一种低温灭菌方式，常用于不耐热、不耐湿的医疗器械、器具和物品的灭菌。有带等离子体和不带等离子体两种配置，是在60℃以下，用过氧化氢气体进行灭菌，并用等离子或其他金属材料催化器分解残留并排除过氧化氢的灭菌过程。灭菌程序分为准备期、灭菌期和解析期三个阶段，可重复交叉。准备期是在过氧化氢注入灭菌舱体前为准备灭菌进行真空、除湿和加热的过程。过氧化氢灭菌剂为液体，灭菌期需借助气化装置将过氧化氢由液态转变为气态，并在一定浓度、温度、压力下作用一定时间对器械物品进行灭菌。在灭菌期后进入解析期，也就是排出和分解过氧化氢气体的过程。

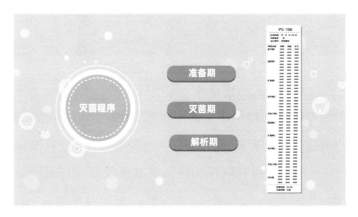

过氧化氢灭菌器的安装条件相对于其他方式的灭菌器简单，只需要满足设备运转负荷的电源即可安装，因此是医院内使用较多的一种低温灭菌器。也因其灭菌温度相对较低，灭菌程序运行时间短，一般在75分

钟内可运行完一个程序，最短程序可在 30 分钟左右完成，因此受到追求效率的临床外科医生的青睐，缓解了部分精密器械因基数少而需周转快的难题。

目前市面上的过氧化氢等离子灭菌器或过氧化氢灭菌器通常设置有管腔灭菌程序、非管腔灭菌程序和软镜灭菌程序，不同品牌和型号的灭菌器会明确可处理的医疗器械、器具和物品的内径、长度和重量等要求。在医院内最常用于对不耐湿、不耐高温的腔镜器械的灭菌，如腹腔镜、胸腔镜、关节镜、脑室镜、膀胱镜、输尿管镜、宫腔镜、鼻窦镜等硬式内镜。

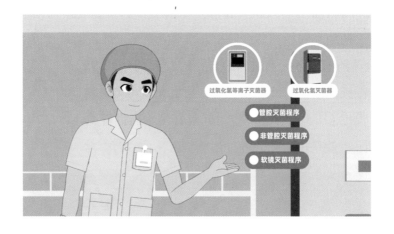

当然，因过氧化氢灭菌也存在一定的局限性，因此在挑选灭菌器械时比较"挑剔"。那些有盲端的管腔器械通常不在它的"喜好"范围内。还有不少物品也与过氧化氢灭菌"无缘"——它不适用于会吸收液体的物品或材料，如由含纤维素的材料制成的物品或其他任何含有木质纸浆的物品（纸类、布类、木质等），以及液体（含油剂）、粉末及膏剂等。这些物品在灭菌过程中会吸收过氧化氢，影响灭菌效果，而水分和油剂也会妨碍过氧化氢的渗透。此外，不完全干燥的物品、不能承受真空的器械、标示为仅使用压力蒸汽灭菌法的器械、内部部件难以清洁的器械和植入物等均不能使用过氧化氢灭菌。因此在灭菌前，一定要认真阅读医疗器械、器具和物品的使用说明书，确认其是否适用于过氧化氢灭菌，并严格遵循操作规程，确保灭菌效果和使用安全。

🔊 【温馨提示】

（1）操作人员须定期进行培训，掌握灭菌操作流程，严格遵守灭菌器说明书要求进行操作，做好设备保养和维护并记录。

（2）确保装入灭菌器之前的医疗器械、器具和物品进行了正确、有效的清洗并保障干燥，以免导致灭菌程序中断或灭菌失败。

（3）正确选择灭菌包装材料，使用无纺布或特卫强袋进行医疗器械、器具和物品的包装，并严格按照设备说明书要求正确装载，避免因装载不正确影响灭菌效果。

（4）高浓度的过氧化氢会烧伤皮肤，操作时应注意做好个人防护。如皮肤不慎接触到过氧化氢，应立即用流动冷水进行冲洗，如出现红、肿、痛等症状，必要时涂抹湿润烧伤膏，并持续观察伤口愈合情况，及时就医。

（5）过氧化氢灭菌液具有氧化性和腐蚀性，储存时应避免与金属、有机物及易燃易爆物品等接触，以免引起强烈反应，甚至爆炸。

🔊 【趣味答题】　　　　　🔊 【科普视频】

# 25

# 住在单间里的 VIP
## ——关于低温环氧乙烷灭菌

🔊 【情景故事】

　　了解完过氧化氢灭菌后，静静老师带着大家来到环氧乙烷灭菌间。"咦？静静老师，这个环氧乙烷灭菌器怎么单独一个灭菌间呀？"小白护士疑惑地问，静静老师说："是的，因为环氧乙烷是无色无味的有毒气体，所以我们需要将它单独放置。"小白护士顿时感觉很害怕，站到了静静老师身后："这么危险，我们为什么还要用它呀？"静静老师笑道："我来和你说一说它的工作原理和环境要求，你就不会这么害怕了。"

🔊 【答疑解惑】

　　环氧乙烷这种灭菌剂，给人印象最深的就是它"易燃易爆"的不稳定性，因此，尽管它拥有强大的灭菌能力，但因其不易长途运输，过去很难被广泛使用。然而，随着先进科学技术的发展，这种"暴躁"个性的灭菌剂被我们征服，成为最早使用、最稳定的低温灭菌剂，已在医疗产品行业服务多年。它的工作原理如下。

　　环氧乙烷是一种无色气体，气味与乙醚相似，但浓度<0.7‰时无味。其灭菌原理是环氧乙烷气体通过与微生物的 DNA、RNA、蛋白质等生物

活性分子产生非特异性的烷基化作用，使微生物（包括细菌芽孢）失去新陈代谢所需的基本反应基，从而达到灭活微生物的目的。环氧乙烷气体穿透力强，能穿透并灭菌形状不规则的物品，对灭菌物品无腐蚀性，也不易造成损坏。广泛应用于不耐热、不耐湿的医疗器械、器具和物品。在医院内常用于光学电子仪器、化纤塑料制品、木制品、陶瓷及金属制品、长管腔或结构复杂的器械物品的灭菌，但不适用于食品、液体、粉剂、油剂物品，以及一些使用说明书上明确规定不能用环氧乙烷灭菌的物品的灭菌。

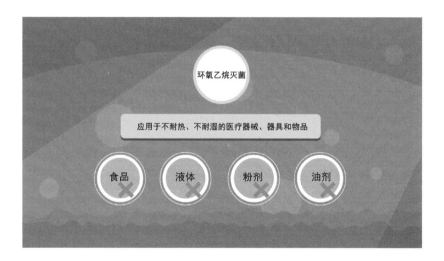

常用的环氧乙烷灭菌器一般设置两个灭菌程序：37℃和55℃两个程序。其灭菌周期比较长，需要12~16小时，目前也有经过优化的特定产品灭菌程序，灭菌周期在8小时左右。因为环氧乙烷具有很强的穿透力，会在灭菌物品上残留，须通过强制通风解析，使其在物品上的残留量降至人体可接受的安全值，才能放心使用。灭菌周期一般分为准备阶段、灭菌阶段和通气阶段：准备阶段为抽真空阶段，去除腔体内大部分残留空气，达到灭菌所需的浓度、温度、湿度等条件；接着进入灭菌阶段，环氧乙烷气体弥散进入灭菌腔体内，保持灭菌浓度、相对湿度、温度和适当压力，灭菌温度为37℃或55℃时，其灭菌气体暴露时间分别为3小时或1小时；最后到通气阶段，灭菌器将新鲜空气经过滤后抽进灭菌腔体内，置换环氧乙烷的残留气体并重复进行。一般强制通气时间至少3小时，继续通气时间须遵循生产厂家提供的设备使用说明书或相关标准执行。

根据国家行业标准要求，环氧乙烷灭菌器应安装在通风良好、远离火源的独立房间，灭菌器各侧（包括上方）应预留51 cm的空间。安装专门的排气管道，且与大楼其他排气管道完全隔离。排气管应为不通透环氧乙烷的材料如铜管等制成，且不应有凹陷或回圈。排气管应导至室外，并于出口处反转向下；距排气口7.6 m范围内不应有易燃易爆物和建筑物的入风口如门或窗。近年来，因大家越来越重视环保问题，环氧乙烷灭菌设备也进行了优化，配备了专用的气体解析设备，灭菌后残留的环氧乙烷气体可通过设备解析后做无害化处理，避免直接将废气排放至大气中污染环境。为保证操作者的安全，应在环氧乙烷灭菌间安装环境有害气体浓度超标报警装置，实时监测操作间内的环氧乙烷浓度。

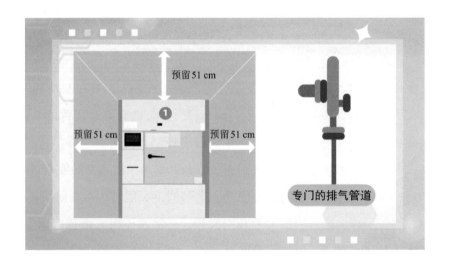

【温馨提示】

（1）安全防护：环氧乙烷气体有毒，可致癌和胎儿畸形，操作时必须做好自我防护，操作人员必须经过系统操作知识及应急处置培训，严格遵守操作规程，确保安全。

（2）废弃气罐处理：使用后的环氧乙烷气罐按危险废物处理，生物监测的阳性对照管需灭菌后按普通医疗垃圾处理。

（3）设备运行监测：环氧乙烷灭菌程序启动后要实时观察设备的运行情况，确认设备在正常运行，以免出现设备故障或能源供应等问题导致程序中断或灭菌失败。

（4）气罐储存：环氧乙烷灭菌气瓶或气罐应远离火源和静电，通风良好，无日晒，存放温度低于40℃，不应置于冰箱中，专人专柜管理，有使用交接记录，应严格按照国家制定的有关易燃易爆物品储存要求进行处理。

（5）紧急处理：①皮肤黏膜不慎与环氧乙烷气体接触。立即用大量的水冲洗接触处皮肤至少15分钟，同时脱去脏衣服，尽快就诊。②眼睛接触，不慎入眼。应睁开眼睛，用洗眼器冲洗15~20分钟，尽快就诊。③过度接触。迅速将中毒者移离中毒现场，使其立即吸入新鲜空气，尽快就诊。

【趣味答题】　　　　　　　　【科普视频】

# 26

## 低温灭菌之活力"新宠"
### ——关于低温蒸汽甲醛灭菌

🔊 【情景故事】

"明白了，环氧乙烷气体虽然有毒，但是只要按照设备的操作流程就不会有危险。"小白护士一边点头一边说。这时笑笑护士又拿出她的小本子，向静静老师问道："我们科室准备新进一台低温蒸汽甲醛灭菌器，请问你们中心有吗？会有甲醛刺鼻刺眼的情况吗？使用的时候有什么注意事项吗？"静静老师回复说："我们有的，现在的设备和以前完全不一样了，请跟我来，我带你们去看看。"

🔊 【答疑解惑】

谈到甲醛灭菌，20年前曾在手术室工作过的医护人员一定会回忆起使用甲醛熏蒸消毒的经历，那种刺鼻刺眼的感觉如同噩梦般挥之不去。其实甲醛在室温下是一种无色、可燃并具有刺激性气味的气体。它作为一种原材料在化肥生产、造纸业、胶合板的生产中广泛使用；同时，作为一种防腐剂在家居用品、化妆品中也有使用。甲醛浓度较高时会引起眼睛红肿、头痛、呼吸道灼烧感等症状，造成呼吸困难并引发或加重哮喘；在长期高浓度的暴露下，可能会致癌。但甲醛易溶于水，可在自然环境中被生物降解或溶于水中得以降解，达到对环境无害的水平。那么，为什么低温蒸汽甲醛灭菌又重新成为重要的低温灭菌方式呢？我们来了解一下它的灭菌原理吧！

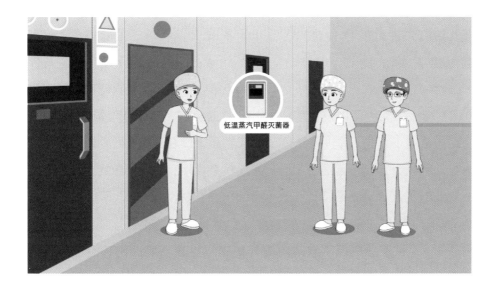

低温蒸汽甲醛灭菌器

甲醛灭菌是利用甲醛分子中的醛基作用于微生物蛋白质和核酸分子中的氨基、巯基、羧基、羟基等活性基团，使其烷基化，生成次甲基衍生物，从而破坏细菌的蛋白质（尤其是酶）结构，导致微生物死亡的过程。现代化的低温蒸汽甲醛灭菌器采用2%～3%复方甲醛溶液或福尔马林溶液（35%～40%甲醛溶液）作为灭菌剂，在温度低于85℃时，强制排除灭菌腔体内空气后，负压状态下注入蒸汽甲醛，使待灭菌物品暴露于蒸汽甲醛中，在稳定状态下维持一定的时间达到灭菌要求。每个循环的灭菌剂用量根据装载量不同而异。常用灭菌参数：灭菌温度为55～80℃，灭菌维持时间为30～60分钟。

目前常见的蒸汽甲醛灭菌器有高低温两用灭菌器，也有独立的低温灭菌器。高低温两用灭菌器是在一台设备上既包含高温的压力蒸汽灭菌程序又包括含低温蒸汽甲醛灭菌程序。用户可根据需要选择高温程序或低温程序进行灭菌。而独立的低温蒸汽甲醛灭菌器一般设置有 60℃ 和 78℃ 两个灭菌程序，灭菌过程包括移除空气、灭菌介质注入、灭菌维持、解吸附、干燥和通风，须定期进行灭菌前真空泄漏测试程序。正式灭菌程序开始前先进行腔体预热，然后开始正式灭菌程序，去除空气（预真空）及物品湿化，通过反复脉动真空，将甲醛注入，灭菌介质在稳定条件下维持一定时间杀灭微生物，达到灭菌效果；再通过反复脉动真空及蒸汽注入，彻底去除腔体内及灭菌物品上残留的甲醛，残液经大量水稀释后，密闭排放至下水道，并进行腔体及灭菌物品干燥和通风；最后使灭菌腔体内与外界压力达到平衡后，才顺利完成整个程序，进行灭菌物品卸载。

低温蒸汽甲醛灭菌适用于各种不耐热的医疗器械、器具和物品的灭菌，如电子仪器、光学仪器、管腔器械、金属器械、玻璃器皿、合成材料物品等，也被广泛应用于软式内镜等精密贵重器械的灭菌。但不适用于可吸附甲醛的材料，如布类、普通纸类、聚乙烯膜、玻璃纸等的灭菌，这些材质的物品可能吸附过多的甲醛，降低有效灭菌浓度，延长循环时间，并可能存在解析问题或增加灭菌成本。

🔊【温馨提示】

（1）低温蒸汽甲醛灭菌器需安放在干燥、通风、无腐蚀性气体的相对独立的房间，必要时应设置专用的排气系统，并安装甲醛浓度报警装置，工作环境温度宜为 5~40℃，相对湿度不宜超过 85%。

（2）灭菌前待灭菌物品应进行正确有效的清洁和干燥；包装材料选择正确，应由不吸收或分解甲醛的材料制成，并通过验证；进行正确装载，灭菌物品不叠放、不超载，物品之间留有缝隙，选择合适的灭菌程序；操作人员要做好个人防护。

(3)灭菌器运行时，周围环境甲醛浓度应<0.5 mg/m³，排放水内的甲醛浓度应符合国家有关规定，灭菌物品在灭菌器内经过甲醛残留处理(脉冲解析)后，取出可直接使用。

(4)应严格遵守灭菌器使用说明书及待灭菌物品的使用说明书进行正确规范的操作，确保灭菌的安全性和有效性。使用后的甲醛灭菌剂包装容器如无残留可按普通垃圾处理，生物指示物阳性对照管经灭菌后按医疗垃圾处理。

【趣味答题】　　　　　　　【科普视频】

# 27

## 无菌"派送"，安心"到家"

### ——无菌物品的发放与转运

🔊 【情景故事】

时间流逝，又一个月过去了。小白护士即将结束检查包装灭菌区的培训，跟随静静老师进入到下一个区域——无菌物品存放区。进修的笑笑护士转岗进入去污区，学习信息化追溯系统在医疗器械交接中开展的新增功能。

场景切换：无菌物品存放区是消毒供应中心内存放、保管和发放无菌物品的区域，为清洁区域。

在无菌物品存放区，静静老师正带着小白护士在核对库存的无菌包，她们一人拿着单子，一人在无菌物品的货架前仔细地核对着。

静静老师拿着核查单说："我们需要确保所有物品的数量和记录一致，不能有任何差错。"小白护士点了点头，认真地查对每个无菌包上的标签和记录："明白，每个包都要仔细核对，确保没有遗漏或错误。"静静老师确认每一项无菌物品的位置和数量："清创包，数量正确；换药包，没有问题……"两人都十分认真，一丝不苟地进行每一个步骤。

清点核查结束后，静静老师开始准备发放临床科室的无菌包。

"嘀，清创包发放成功！"

"嘀，换药包发放成功！"

信息化追溯系统在扫码发放环节自动播放中："急诊外科发放清创包6个，换药包10个……一共发放无菌包28个。"静静老师与灭菌员李强老师正忙着双人查对和发放无菌包。

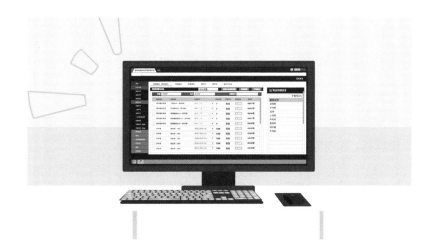

小白护士惊呼："哇，现在的系统这么先进，还可以进行语音播报！"

静静老师笑着解释："当然，我们现在都是信息化时代了。信息系统不仅提高了工作效率，还大大减少了出错的概率。"静静老师接着说："无菌物品的发放是非常重要的工作，我们要确保每个无菌包都经过严格的检查和记录，并且能够追溯到每个使用环节。"小白护士点点头，感慨道："有了这样的系统，我们的工作不仅更高效，还能确保每个环节的安全和可靠。"静静老师笑着说："是的，信息系统让我们的工作更加精准和便捷。无菌物品的储存、发放和转运是保障医疗安全的重要一环，任何一个细节都不能马虎。"小白护士看着系统上不断更新的记录和数据，心中对这份工作的严谨性和科学性有了更深的理解。

🔊 【答疑解惑】

　　无菌物品的发放和转运是指将无菌物品发放至临床科室时进行无菌物品质量检查确认与运送，消毒供应工作流程的最后一个环节，是实施无菌物品供应和服务的过程，作为流程的最后一环，虽看似简单，但要保障合格的无菌物品能及时、准确、安全地送到临床科室，满足临床诊疗需求，让临床科室能安心使用无菌包，我们需要做好以下操作。

　　(1)遵循原则：发放无菌物品时，应遵循同类物品先进先出的原则，先储存的物品先发放使用。对于近效期物品，应及时做好标识并移出无菌物品存放区，防止误发。

　　(2)做好手卫生：按照医院感染控制中心要求，接触无菌物品前操作人员应做好手卫生，避免手部不洁，污染无菌包。

　　(3)严格核查：发放前再次确认无菌包的名称、数量、日期、灭菌有效性(包外化学指示标签变色情况)、包装清洁度和完好性、有无湿包。如发现任何异常，物品均不得发放。植入物必须在生物监测合格后方可发放。发放时按临床科室做好分装并分开摆放，避免挤压和损坏包装。

　　(4)完善记录：发放时应使用手工或信息系统详细记录无菌物品发放日期、名称、数量、物品领用科室、发放人等信息，为追踪和管理无菌物品提供追溯依据。如使用信息系统，操作人员可通过扫描每个无菌物品的条形码进行发放操作，确保数据准确记录和同步到中央数据库。此外，信息系统会对效期提供预警提示，能自动识别效期和批次，确保过期物品不发放，保障操作的安全性和有效性。

　　(5)安全转运：无菌物品发放后的转运同样非常重要，大部分医院需要转运人员将无菌物品运送至临床科室进行交接，部分医院使用电动物流系统，可在无菌物品存放区通过转运轨道或专用电梯将无菌物品直接传送到指定临床科室。需人工转运的，应对转运人员进行规范培训，按要求着装和做好手卫生，清楚转运要求及熟悉转运路线。为了确保无菌物品在转运过程中不受污染，应使用清洁、干燥的密闭车或密闭箱进行运送。

（6）交接确认：无菌物品转运至临床科室后，转运人员应与临床科室工作人员进行清点交接，再次确认无菌物品的数量和包装完好性，核查无误后在发放清单上签字确认，发现问题及时沟通。使用信息系统的医院临床科室可使用扫描枪或 PDA 进行扫码接收，完成追溯信息的闭环管理。

想要做好无菌物品的发放和转运工作，转运人员需要严格遵守发放核查制度，熟悉转运流程，提供良好的服务，让临床满意，让诊疗及时，让患者安心。

🔊 【温馨提示】

（1）无菌物品存放区应根据临床工作量建立各类无菌物品（特别是抢救类物品）的名称和数量，每日盘点核查无菌物品的数量、效期和完好性。确保各类无菌物品按基数存储，发现过期、近效期或破损的无菌物品应及时处理，保障库存准确和储备充足，满足临床使用需求。

（2）凡发出的无菌物品，即使未使用过，也一律不得返回无菌物品存放区。已打开但未使用的物品也不可直接灭菌，必须从回收流程开始重新处理后再灭菌，防止任何可能的污染。

（3）无菌物品的转运实行专人专车负责制，分装、搬运无菌物品时应轻拿轻放，禁止用推、拉、拖、扔的方式移动无菌包，以免造成包装破损或器械损坏。

（4）无菌物品转运车或转运箱宜大小适中，封闭后转运至临床科室。

发放前认真检查盛装容器是否严密、清洁，有无破损、污渍、霉变、潮湿等。转运箱应标明接收物品的部门信息，防止错发，运送中应保持关闭状态，防止污染。

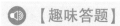 【趣味答题】

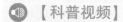 【科普视频】

# 28

# 召之即回不简单

## ——不合格无菌物品召回与处置流程

🔊 【情景故事】

　　静静老师站在无菌物品发放区的无菌物品放置架前盘库，这里整齐地摆放着各种已灭菌的物品。空气中弥漫着灭菌包的淡淡气味，温湿度计显示着 22℃ 的温度和 60% 的湿度。就在静静老师正在确认最后几项数据时，急促的电话铃声突然响起，打破了这里的宁静。

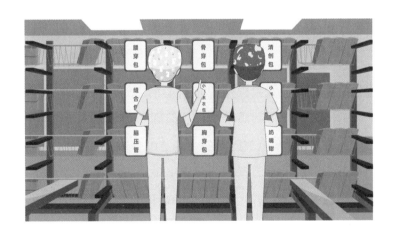

　　静静老师拿起电话，听到 Q 博士紧张的声音："静静，紧急情况！我刚刚打开腰椎器械包时发现包内化学指示卡的颜色和平常很不一样。马上就要手术了，你能帮我判断一下这个包还能不能用吗？我发图片给你看看！"

静静老师迅速拿出手机查看 Q 博士发来的图片，图片显示包内化学指示卡出现脱膜，油墨变浅，这引起了她的警觉。她仔细比对后，确定这个无菌包存在问题。

她立刻回复 Q 博士："这个无菌包不能用，需要召回。请先让手术室老师更换一个备用包替代。我马上派人回收并重新处理！"

说完，静静老师安排了转运人员去手术室取回这个不合格的灭菌包，并交代去污区工作人员准备接收取回包，通过包的标签信息追溯此包的处置流程，查找不合格的原因，并向质控员和护士长报备，留意同一灭菌批次的无菌包情况。做好这一系列操作后，静静老师深吸了一口气，回想着灭菌物品不合格的相关知识。

小白护士在一旁看着静静老师的操作，心想我们平时工作都这么认真仔细了，但还是不可避免会出现各种应急情况，要当好一名消毒供应中心的护士可真不容易……接着她开始向静静老师求教无菌包的召回知识。

### 🔊 【答疑解惑】

消毒供应中心的十大工作流程是科学的闭环管理流程，尽管每一步都经过严格的设计、监管和质量控制，但因为流程的复杂，各种设备设施、耗材的使用，各类水电气能源的参与，以及操作人员的工作状态等诸多环节存在不确定的风险因素，也可能出现经过审查合格发放后的无菌包发生质量问题的情况。若生物监测出现阳性结果，须召回自上一次生物监测合格以来所有同设备灭菌的无菌包；临床使用中发现包内化学指示卡变色不合格的情况，确认或疑似是包内化学指示卡质量问题，应立即停止使用该批次内所有的化学指示卡并召回同批次有问题的无菌物品；

出现疑似无菌包使用导致的院内感染问题，立即召回各临床科室同一灭菌批次内未使用的无菌物品；出现无菌包内医疗器械、器具和物品材质质量问题，应及时召回使用同一材料的无菌包；单个无菌包在使用前发现包内指示卡变色不合格、清洗不合格、器械物品损坏、功能丧失、包装破损等问题，应立即告知使用者停止使用该包，召回单个无菌包。

为了不影响手术或治疗，在召回的同时，送备用可替代的无菌物品至使用科室，并报告相关管理部门，说明召回原因，并上报不良事件，分析原因并及时整改。

🔊 【温馨提示】

当出现无菌物品质量不合格事件后，应该从多方面、多渠道、多方法入手开展调查工作，追寻真相，有效整改。推荐"追真三部曲"。

（1）先自查：追查灭菌运行中的物理参数，确认温度、压力、时间等关键参数是否在正常范围内；排查医疗器械、器具和物品包装及装载量，以及装载操作的规范性，是否影响灭菌效果；确认所有化学指示卡是否变色正常；检查生物监测操作流程是否规范，放置位置是否符合标准；排查整个流程中各类耗材的质量，确认效期、批次号等。

（2）再协查：报告医院相关主管部门后，协助其排查各项影响灭菌的因素，包括设备及部件、管路问题，能源供给及质量问题等。配合设备管理部门、后勤部门及生产厂家工程师逐一排查，发现问题及时解决，确保设备运行正常、能耗供给正常，排除质量安全隐患。

（3）后重测：排除各项问题和隐患后，根据行业标准要求，对各设备仪器进行重启并验证。如对于生物监测不合格的情况，应启动召回流程，分析不合格的原因，改进后，生物监测连续三次合格后该灭菌器方可使用。

　　通过"追真三部曲"，能够全面排查无菌物品召回的原因，并采取有效的整改措施，确保无菌物品供应安全、有效，保障患者的安全和诊疗效果。

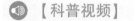 【趣味答题】　　　　　　　 【科普视频】

# 29

## 知错应改，有错必纠
### ——无菌物品发放错误

🔊【情景故事】

　　静静老师安排好无菌物品存放区的工作后，带着小白护士来到护士长办公室向安心护士长汇报情况。安心护士长听完后，表情严肃地指出："手术包召回后要仔细查找原因，按规定上报不良事件，才能为后续质量改进提供依据。"

　　"好的。"静静老师应答后，带着小白护士回到无菌发放岗位，准备继续工作。小白护士轻声说道："刚才护士长好严肃啊，感觉有点紧张。"静静老师拍了拍小白护士的肩膀，鼓励道："别怕，出现问题不可怕，重要的是我们要学会如何应对和改进，我们一起把每一个环节都做好。"她补充道："这是一个提醒，任何环节出现问题，都要及时汇报并启动应急预案。还记得上次理论学习课上讲过的关于无菌物品的应急预案吗？"小白护士点了点头，深吸了一口气，说道："记得，是关于无菌包发放错误的应急处理。"静静老师微笑着点头："对，那如果无菌包被错误发放了，该怎么办？"

【答疑解惑】

1.无菌物品发放错误的具体表现

(1)发放的无菌物品存在质量问题(破损、污染、过期、监测不合格等),无法保证使用安全。

(2)发放的无菌物品出现科室名称、品种、数量等错误,或未及时发放。

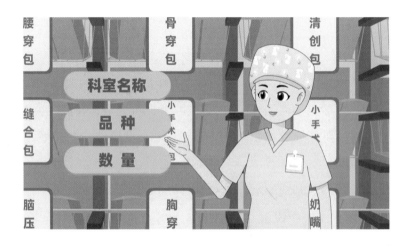

2.无菌物品发放错误应急预案

(1)发现无菌包发放错误的现象,或收到科室反馈发放错误问题,由经手人在半个工作日内核实完毕,排除错误原因。

(2)发放的无菌物品出现质量问题,消毒供应中心有基数物品的,应立即给予更换;无基数物品的,召回后加急进行重新处理。

(3)发放的无菌物品出现科室名称、品种、数量等错误,或未及时发放的,安排专人核查错误发生的原因,并解决错误事件。

(4)凡发出的无菌包,即使未使用过,也一律不得再放回无菌物品存放区。

（5）做好相关事件记录。

【温馨提示】

（1）无菌物品发放时，应严格遵循"先进先出"的原则，避免产生过期物品。

（2）无菌物品存放间需要专人管理，建立严格的查对制度，认真执行无菌物品卸载、存放与发放的操作流程及标准。植入物应在生物监测合格后发放。

（3）将各类常规物品和抢救物品保持一定基数，清点交接，及时补充，便于随时发放和追溯核查。

（4）建立无菌物品下送服务制度，对下送人员进行有关消毒隔离制度、手卫生操作等相关内容培训，及时准确规范地运送无菌物品。

（5）各类无菌物品的发放应具有可追溯性，可使用信息追溯系统对无菌物品进行管理。

（6）与临床科室建立联系沟通制度，及时接收临床科室对无菌物品质量问题的反馈信息，持续改进工作质量。

【趣味答题】　　　　　　　　　【科普视频】

# 30

## 清洗消毒与灭菌的"人事档案"

### ——消毒供应中心各项资料的记录与存档

🔊 【情景故事】

忙碌的一天即将结束。小白护士结束了手头的工作，走出无菌物品存放区。看到安心护士长抱着许多资料，她赶紧跟了上去。"安心护士长，需要我帮忙吗？""好啊，你也来帮我拿点东西吧。"安心护士长微笑着回复，小白护士顺手把资料全部接过来，跟着安心护士长来到一间满是柜子的房间。安心护士长介绍道："这是资料存放间，咱们的相关资料都放在这里，包括监测资料。"只见一人多高的柜子分成四个柜门，一看就知道是分年度保存。资料柜按照"6S"管理法进行布置。每个柜门内都用明确的标签标明了年份、用途和内容。柜门一打开，内部整洁有序，资料文件夹整齐地排列在架子上，加上颜色编码，使查找更加便捷。"这是2024年度的资料柜，请你把手上的监测资料放在里面。"安心护士长指着其中一个柜门说道。

小白护士按照安心护士长的要求，将监测资料整齐地摆放在指定位置。她一边做一边感叹："安心护士长，您可真是收纳高手啊！"

安心护士长笑着回答："你知道我们的资料怎样保存吗？"

小白护士摇了摇头，期待地看着安心护士长。

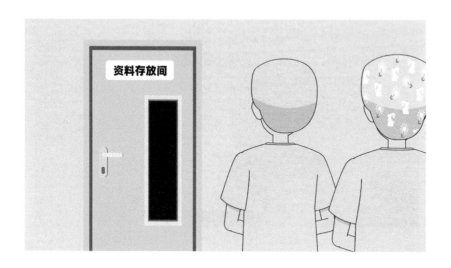

　　"资料保存有严格的标准，"安心护士长解释道，"我们所有的监测资料、使用记录和质量控制报告都要按年度分类保存，确保每份资料都有据可查。这些资料不仅是日常工作的记录，更是质量控制的重要依据，行业标准里有明确规定的哦！"

　　🔊 【答疑解惑】

　　消毒供应中心人员虽不与患者直接接触，但其所做的所有工作都与患者健康与安全息息相关。根据国家对消毒供应中心的管理要求，所有工作流程及各项质控、监测记录都必须存档备查，特别是各项监测记录，有时候会成为追查医院内感染或医疗安全事件的重要依据。因此，消毒供应中心应有专人负责质量监测工作，各流程、各环节、各岗位要明确职责和权限，客观、准确做好各项工作记录，认真履行交接与查对制度，对重要资料进行保存，形成完整的专科质量控制闭环管理。需要记录并保存的资料如下：

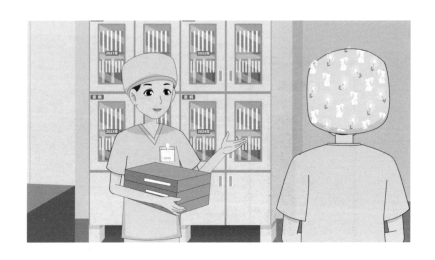

（1）监测数据：每天每批次所有医疗器械、器具和物品的清洗消毒记录，包括手工清洗与机械清洗记录，机械清洗保存设备物理监测打印记录；日常清洗监测及定期清洗监测记录，包括过程监测和结果监测；每天每批次灭菌监测记录，包括物理监测、化学监测、生物监测记录。如有异常监测结果，更要完整保存异常数据及处理过程记录。

（2）设备数据：各类清洗消毒器、医用干燥柜、医用封口机等重要设备设施的每次运行参数，运行前检查及日常维护、故障与维修记录；各类灭菌器每次运行参数、运行前安全检查情况记录，每日 B-D 试验记录，定期真空泄漏试验记录，日常维护、保养、故障及维修记录等。

（3）校验数据：各类清洗消毒、封口、灭菌设备的新安装检测记录；年度性能检测记录，包括温度、压力、时间等重要参数的验证情况；灭菌器、蒸汽发生器等压力容器的压力表、安全阀的定期校验记录。

（4）质量控制数据：各岗位各环节工作流程、操作时间、质量核查、操作者的记录；各项质量控制指标数据资料，如医疗器械、器具和物品清洗不合格率、包装不合格率、湿包发生率、灭菌效果监测合格率等质控数据，不良事件上报相关记录、每月质量安全分析记录等。

（5）能源耗材供应记录：能源供给设备，如蒸汽发生器、压缩空气、水处理系统运行数据记录；日常与定期维护、保养、维修记录；蒸汽、压缩空气、纯水的定期检测记录，各类耗材的领用与使用消耗记录等。

（6）院感记录：与医院感染管理相关的各项记录，包括各区域日常清洁卫生记录、物表的清洁消毒记录、空气消毒记录、空调与新风系统或层流系统运行记录、医疗废弃物处置与转运记录、职业暴露记录、环境卫生学监测记录、感染高危风险因素评估记录等。

（7）培训考核记录：各岗位分层级继续教育培训记录（包括院内外培训）、院级与科级考核记录；新入科人员、实习、进修人员培训与考核记录等。

（8）其他记录：外来医疗器械与植入物的相关记录，如首次接收测试记录、交接记录、紧急放行记录、使用后二次清洗消毒及返还等记录；新器械的接收、除油、交接等记录；特殊感染器械的患者信息、接收、清洗消毒灭菌、终末处置等流程记录；其他一切常规记录外的特殊情况记录。

【温馨提示】

各项记录与资料的保存需遵循以下原则与要求。

（1）确保各项工作记录的真实性、客观性、准确性、及时性和可追溯性。记录工作像对待临床病历一样严谨，不能随意涂改，特别是各项工作流程及监测记录，是具有法律效力的，因此资料必须齐全、完整、连贯，不能缺失，关键流程做到双人复核签名。

（2）根据国家行业标准要求，清洗、消毒质量监测资料的保存期应≥6个月；清洗消毒器运行过程记录的保存期应≥6个月；灭菌质量监测资料和记录的保存期应≥3年；无菌物品发放记录、植入物发放追溯记录的保存期应≥3 年；灭菌设备及设施管理记录应长期保存，直至设备终止使用。

【趣味答题】　　　　　　　　　【科普视频】

# 【本书结尾】

经过与小白护士的对话与交流，安心护士长感到非常欣慰，发现她从入科到现在进步非常快，不由得感慨："说实话，我们这儿的新进人员很少有应届大学生，我们科的平均年龄为 41 岁，你的到来无疑为我们这个团队注入了新的活力。这些年消毒供应中心在飞速发展，领导们也看到了我们广阔的未来和默默无闻工作的态度，给我们搭建了更高、更强、更专的发展平台，不久的将来，你也一定能看到更现代化、科学化、智能化的消毒供应中心。不论将来会面对多少困难和挑战，我希望你一定要信奉一条：每一件器械的背后都是一个鲜活的生命，每一个细小的疏忽都可能影响到患者的生死！一定要踏实认真地工作，坚守自己器械守门员的职责，守好这扇安全门！"安心护士长的语气温暖而坚定。小白护士感到一股暖流涌上心头，她郑重地点了点头，眼神里充满了决心和信心。"现在正式欢迎你的加入，恭喜你成为'消供人'！"安心护士长笑着说。小白护士心中顿时涌起无限的感动和使命感。她知道，自己在这片专业与责任并重的领域中，将肩负起守护无数生命的重任。每一个细节的完美处理，每一件无菌物品的严格把关，都是对患者健康最好的守护。她决心以最大的热情和努力，迎接未来的每一个挑战，与这个温暖的团队一起，用专业知识和无私奉献精神，守护每一个生命的希望与健康，守护医院的每一分洁净与安全。

# 参考文献

［1］国家卫生和计划生育委员会.医院消毒供应中心　第1部分：管理规范：WS 310.1—2016［S］.北京：中国标准出版社，2016.

［2］国家卫生和计划生育委员会.医院消毒供应中心　第2部分：清洗消毒及灭菌技术操作规范：WS 310.2—2016［S］.北京：中国标准出版社，2016.

［3］国家卫生和计划生育委员会.医院消毒供应中心　第3部分：清洗消毒及灭菌效果监测标准：WS 310.3—2016［S］.北京：中国标准出版社，2016.

［4］中华人民共和国卫生部.医疗机构消毒技术规范：WS/T 367—2012［S］.北京：中国标准出版社，2012.

［5］国家卫生和计划生育委员会.口腔器械消毒灭菌技术操作规范：WS 506—2016［S］.北京：中国标准出版社，2016.

［6］国家药品监督管理局.清洗消毒器　第1部分：通用要求和试验：YY/T 0734.1—2018［S］.北京：中国标准出版社，2018.

［7］国家市场监督管理总局.生活饮用水卫生标准：GB 5749—2022［S］.北京：中国标准出版社，2022.

［8］中华人民共和国国家质量监督检验检疫总局.小型压力蒸汽灭菌器效果监测方法和评价要求：GB/T 30690—2014［S］.北京：中国标准出版社，2014.

［9］国家药品监督管理局.医用灭菌蒸汽质量的测试方法：YY/T 1612—2018［S］.北京：中国标准出版社，2018.

［10］国家卫生健康委员会.医用低温蒸汽甲醛灭菌器卫生要求：WS/T 649—2019［S］.北京：中国标准出版社，2019.

[11] 国家药品监督管理局.环氧乙烷灭菌器：YY 0503—2023[S].北京：中国标准出版社，2023.

[12] 国家市场监督管理总局，国家标准化管理委员会.过氧化氢气体等离子体低温灭菌器卫生要求：GB 27955—2020[S].北京：中国标准出版社，2020.

[13] 中国卫生监督协会.低温汽化过氧化氢灭菌器卫生要求：T/WSJD 58—2024[S].中国卫生监督协会，2024.

[14] 广东省护士协会.医疗机构大型压力蒸汽灭菌器灭菌前安全检查管理规范：T/GDNSA 002—2024[S].广东省护士协会，2024.

[15] 中国研究型医院学会.复用医疗器械预处理操作规程：T/CRHA 079—2024[S].中国研究型医院学会，2024.

[16] 中国卫生监督协会.医疗机构消毒供应中心用水卫生要求：T/WSJD 51—2024[S].中国卫生监督协会，2024.

[17] 中华护理学会.医疗器械清洗技术操作：T/CNAS 09—2019[S].中华护理学会，2019.

[18] 中国卫生监督协会.医疗机构消毒供应中心物品信息追溯系统要求：T/WSJD 39—2023[S].全国信息平台，2023.

[19] 张青，钱黎明.外来医疗器械清洗消毒及灭菌技术操作指南[M].北京：北京科学技术出版社，2018.

[20] 张青，钱黎明.消毒供应中心管理与技术操作指南[M].北京：人民卫生出版社，2021.

[21] 周娟，黄琼辉，余正香.医院消毒供应中心工作标准流程图表[M].长沙：湖南科学技术出版社，2021.

[22] 张青，钱黎明，李保华.消毒供应中心管理技术指南(2022版)[M].北京：人民卫生出版社，2021.

[23] 孙育红，钱蒨健，周力.手术器械分类及维护保养指南[M].北京：人民军医出版社，2017.

[24] 巩玉秀，冯秀兰，任伍爱.医院消毒供应中心岗位培训教程(2022版)[M].北京：中国标准出版社，2022.

[25] 周彬，徐笑.消毒供应标准汇编[M].北京：中国标准出版社，2024.

[26] 任伍爱，张青.硬式内镜清洗消毒及灭菌技术操作指南[M].北京：北京科学技术出版社，2012.

[27] 刘玉村，梁铭会.医院消毒供应中心岗位培训教程[M].北京：人民军医出版社，2014.

[28] 彭飞，王世英，杨亚娟.消毒供应中心操作规范[M].上海：上海科学技术出版社，2019.

[29] 郝淑芹.消毒供应中心工作人员核心能力培训[M].天津：天津科学技术出版社，2018.

[30] 杜合英，何惠燕，任素桃.医院消毒供应中心专科培训教程[M].广州：广东科技出版社，2022.

[31] 冯秀兰，任伍爱.消毒供应基础[M].北京：人民卫生出版社，2022.

[32] 冯秀兰.消毒供应中心工作记录书写要求[M].广州：广东科技出版社，2015.

[33] 岑颖，钱黎明，张青，等.新型冠状病毒肺炎疑似或确诊患者复用医疗器械物品处置流程专家共识[J].中华护理杂志，2020，55(5)：683-684.

[34] 李晔，陆烨，蔡冉，等.国外一次性使用高值耗材再处理技术研究[J].中国消毒学杂志，2018，35(10)：779-781.

[35] 汤国平，胡亮，徐华健.基于JCI标准的医用高值耗材精细化管理实践[J].现代医院管理，2018，16(1)：81-83.

[36] 周彬，梁钰琪，巩玉秀.我国消毒供应中心发展历程及展望[J].中国护理管理，2021，21(10)：1441-1445.

[37] 陈爱琴，戚维舒，杨维泽，等.医院消毒供应中心精密手术器械管理现存问题调查分析[J].中国医学装备，2019，16(6)：126-129.

[38] 李芝香，邱姝.高水平消毒简易呼吸气囊存储时限、环境及包装材料的研究[J].护

理管理杂志，2020，20（3）：157-160.

[39] 陈慧，周晓丽，黄浩，等.3种低温灭菌方式下不同包装材料灭菌效果比较[J].护理学杂志，2021，36（11）：49-51.

[40] 李晓莉，张青，钱黎明，等.消毒供应中心空气压缩机使用及维护现状调查[J].中国消毒学杂志，2023，40（11）：817-819，823.

[41] 张津，张怡琳，薛园园，等.压力蒸汽灭菌用蒸汽质量达标对策研究[J].中国医疗设备，2019，34（7）：45-48，64.

[42] 林丹.酸性清洗剂对锈蚀器械的清洗效果分析[J].医疗卫生装备，2017，38（8）：157-158.

[43] 赵菊荣，赵腊梅，张军霞.消毒供应中心工作人员锐器伤现状与影响因素分析[J].护理实践与研究，2020，17（3）：27-29.

[44] 朱倩，李爱娟，夏文杰，等.消毒供应中心工作人员职业暴露风险感知量表的编制及信效度检验[J].护理学杂志，2023，38（15）：114-119.

[45] 赵清，郭威，张兴华，等.压力蒸汽灭菌程序设计对复杂器械构造蒸汽穿透效果的量化分析[J].中国消毒学杂志，2023，40（10）：771-775.

[46] 白雪玲，李保华，杜合英，等.器械包压力蒸汽灭菌后重量变化与湿包相关性分析[J].中国消毒学杂志，2024，41（3）：172-174.

[47] 栗英，李梦晨.过氧化氢低温等离子体灭菌效果不同评价方法的比较[J].中国消毒学杂志，2021，38（10）：728-730.

[48] 鲍丽克，刘学玲，卢冰，等.低温蒸汽甲醛灭菌后的甲醛残留分析[J].中国医学装备，2023，20（8）：159-165.

[49] 桓丽倩，郑文，郑海英，等.低温蒸汽甲醛灭菌器灭菌物品不合格原因分析及干预效果评价[J].中国消毒学杂志，2019，36（12）：953-954.

[50] 李伯宁，谷鑫，王衍海，等.影响脉动真空压力蒸汽灭菌器灭菌质量的原因分析及对策[J].中国医学装备，2021，18（6）：146-148.

[51] 武琦，刘妮.信息化追溯系统在灭菌失败后无菌物品召回中的应用[J].中国消毒学

杂志，2023，40（6）：479-480.

[52] 吴志萍，徐伟，陈辉，等.手供一体仓储系统在消毒供应中心无菌手术包供应管理中的应用[J].中华医院感染学杂志，2023，33（10）：1592-1595.

[53] 周泓，黄雅真，颜美琼，等.智能垂直仓储管理系统在手术无菌包转运中的应用[J].护理学杂志，2020，35（22）：38-40.

[54] 季晓云，宋晓园，夏燕，等.可调节医用灭菌物品搁置筐对减少蒸汽灭菌湿包的效果[J].上海护理，2020，20（4）：57-58.